JN221278

第**7**版

臨床栄養学
総論

監修　一般社団法人　全国栄養士養成施設協会
　　　公益社団法人　日本栄養士会

著者　髙橋加代子
　　　齋藤瑛介
　　　調所勝弘

第一出版

著者紹介 （執筆順）

髙橋加代子　　実践女子大学生活科学部食生活科学科准教授

齋藤瑛介　　広島国際大学健康科学部医療栄養学科講師

調所勝弘　　昭和女子大学食健康科学部管理栄養学科教授

監修のことば

　栄養の専門職には，保健，医療，福祉，教育等の分野における学術の進歩や，社会の変化，国民の要請に的確に対応し，人々の健康や QOL の向上に貢献すると同時に，日本の栄養改善の知見を世界と共有し，持続可能な開発目標（SDGs）に沿った社会の実現に貢献することが求められています。その要求に応えるのが，高度な専門性と人間性，倫理性を併せ持つ管理栄養士・栄養士です。

　日本の栄養士は，1924 年の私立栄養学校の開設に始まり，第 2 次世界大戦前の栄養改善の時代，戦後の栄養欠乏対策の時代，高度経済成長期に顕著となった非感染症疾患対策の時代を経て，近年では低栄養と過栄養の栄養不良の二重負荷という複雑化した栄養課題に対処してきました。管理栄養士，栄養士は，100 年にわたり国民生活の向上と社会の発展に寄与してきたのです。その間，栄養士資格は，1945 年の栄養士規則および私立栄養士養成所指定規則公布を経て，1947 年公布の栄養士法により法制化されました。以後，国民の栄養状態の変化に対応すべく，幾度かの法改正が行われ，1962 年の一部改正では管理栄養士の資格が「栄養士のうち複雑または困難な栄養の指導業務に従事する適格性を有するもの」として新設されました。

　その後，2000 年の法改正において，「21 世紀の管理栄養士等あり方検討会報告書」を受け，管理栄養士は，「人間栄養学に基づいた対象者の栄養状態の評価に基づいた栄養管理と指導を行う」，栄養士は，「調理，献立と一般的な栄養指導を行う」と定義され，その役割が明確化されました。管理栄養士資格は登録制から免許制に変更され，国家試験の受験資格も見直され，今日に至っています。

　この改正の趣旨に合わせて，管理栄養士の養成カリキュラムは，"専門基礎分野" として「社会・環境と健康」，「人体の構造と機能及び疾病の成り立ち」，「食べ物と健康」が位置づけられ，"専門分野" として「基礎栄養学」，「応用栄養学」，「栄養教育論」，「臨床栄養学」，「公衆栄養学」，「給食経営管理論」が位置づけられるとともに，生理学，生化学，解剖学，病理学，臨床栄養学などの医学教育が重視され，臨地実習の内容も対人業務の実習が重視されることとなりました。これらの教育が実を結び，2023 年の医療法施行規則改正により，管理栄養士・栄養士は医療従事者であることが厚生労働省より告示されました（施行は 5 月 1 日）。

　また，管理栄養士・栄養士養成のための栄養学教育モデル・コア・カリキュラムや，その活用支援ガイドが作成され，管理栄養士国家試験出題基準も最新の知見を取り入れ，数度の改定が行われています。

　本シリーズ（サクセス管理栄養士・栄養士養成講座）は，最新のカリキュラムや国家試験出題基準準拠の問題に合わせ適宜改訂を行い，重要なキーワードの解説や要点がコンパクトにまとめられています。多くの方々が日々の学習書として活用されることを，強く希望いたします。

2024 年 1 月 1 日

一般社団法人 全国栄養士養成施設協会

会長　滝川 嘉彦

公益社団法人 日本栄養士会

代表理事会長　中村 丁次

目次

監修のことば

1 臨床栄養の概念 ──────────────────（髙橋加代子）1

Ⓐ 意義と目的 ─────────────────────────── 1
- ⓐ 傷病者や要支援者・要介護者への栄養ケア・マネジメント 1
- ⓑ 内部環境の恒常性と栄養支援，栄養状態の改善 1　ⓒ 疾患の予防 4
- ⓓ 疾患の治癒促進 5　ⓔ 疾患の増悪化と再発の防止 5
- ⓕ 社会的不利とノーマリゼーション 6　ⓖ QOL（生活の質，人生の質）の向上 7

Ⓑ 医療・介護制度の基本 ──────────────────── 8
- ⓐ 医療保険制度 8　ⓑ 介護保険制度 9
- ⓒ 医療・介護保険における栄養に関する算定の基本 10

Ⓒ 医療と臨床栄養 ────────────────────── 18
- ⓐ 医療における栄養管理の意義 18　ⓑ 医療における倫理 18
- ⓒ クリニカルパスと栄養管理 19　ⓓ チーム医療 22　ⓔ リスクマネジメント 24
- ⓕ 傷病者の権利 25　ⓖ インフォームド・コンセント 26

Ⓓ 福祉・介護と臨床栄養 ──────────────────── 27
- ⓐ 福祉・介護における栄養管理の意義 27　ⓑ 福祉・介護における管理栄養士の役割 28
- ⓒ チームケア 28　ⓓ 在宅ケアと施設連携，地域包括ケアシステム 28

Check 30

2 傷病者・要支援者・要介護者の栄養管理 ──────── 31

Ⓐ 栄養アセスメントの意義と方法 ─────────────（齋藤瑛介）31
- ⓐ 栄養スクリーニングの意義と方法 31　ⓑ 傷病者への栄養アセスメント 33
- ⓒ* 栄養アセスメントの具体的方法；問診，臨床診査，身体計測，臨床検査，栄養・食事調査 36

Ⓑ 栄養管理の目標設定と計画作成 ─────────────（齋藤瑛介）49
- ⓐ 目標の設定 49　ⓑ 栄養投与量の算定 50　ⓒ 栄養補給法の選択 56
- ⓓ 多職種との連携 58

Ⓒ 栄養・食事療法と栄養補給法 ─────────────（齋藤瑛介）59
- ⓐ 栄養・食事療法と栄養補給法の歴史と特徴 59　ⓑ 経口栄養法 62　ⓒ 経腸栄養法 67
- ⓓ 静脈栄養法 73

*　ガイドラインの「c 要支援者・要介護者への栄養アセスメント」を削除し，dをcとした（要支援者・要介護者
においても"傷病者・要支援者・要介護者"の栄養アセスメントは同様であるため）

D **傷病者，要支援者・要介護者への栄養教育** ⸺⸺⸺⸺ （調所勝弘）78

  a 傷病者への栄養教育；外来，入院，退院，在宅ケア　78

  b 要支援者・要介護者への栄養教育；施設，居宅　85

E **モニタリングと再評価** ⸺⸺⸺⸺⸺⸺⸺⸺⸺⸺ （調所勝弘）85

  a 臨床症状や栄養状態のモニタリング　85　　**b** 栄養投与量の再評価　88

  c 栄養補給法の再評価　89　　**d** 栄養管理の修正　89

F **栄養管理の記録** ⸺⸺⸺⸺⸺⸺⸺⸺⸺⸺⸺⸺ （調所勝弘）90

  a 栄養管理記録の意義　90

  b 問題志向型システム（POS：problem oriented system）の活用　91

G **薬と栄養・食事の相互作用** ⸺⸺⸺⸺⸺⸺⸺⸺⸺ （調所勝弘）94

  a 栄養・食品が医薬品に及ぼす影響　97　　**b** 医薬品が栄養・食事に及ぼす影響　100

Check 104

参考資料 ⸺⸺⸺⸺⸺⸺⸺⸺⸺⸺⸺⸺⸺⸺⸺⸺⸺⸺⸺ （調所勝弘）113

① 治療食の概要　114

② 身体計測・臨床検査・血圧・栄養素等摂取量表（例）　115

③ 栄養ケア計画基本録（例）　116

④ 栄養管理計画書（褥瘡対策事項および GLIM 基準による評価を組み入れた例）　117

⑤ 栄養・摂食嚥下スクリーニング・アセスメント・モニタリング様式例（施設）　118

⑥ 経腸栄養食品・経腸栄養剤一例　119

索引 ⸺⸺⸺⸺⸺⸺⸺⸺⸺⸺⸺⸺⸺⸺⸺⸺⸺⸺⸺⸺⸺⸺ 121

○ Column **目次**

栄養管理プロセス　1

メタボリックシンドロームとは

　　―メタボリックシンドローム（内臓脂肪症候群）に着目する意義―　4

2025 年問題と 2040 年問題　9

医の倫理，生命倫理，守秘義務　27

問診における生活歴の把握　38

栄養アセスメント　47

水分量のアセスメント　54

総合的な栄養のアセスメント（健康・栄養問題の決定）　55

患者の食事指導・援助の基本　58

咀嚼・嚥下障害をもつ患者に対する経腸栄養剤の投与　71

経腸栄養補給法のモニタリングと再評価　72

静脈栄養補給法のモニタリングと再評価　76

動脈血ガス分析　77

診療録の記載方法　88

特定保健用食品と薬剤の相互作用　97

本書について

色文字①：重要語

色文字②：両側の欄に解説のある語

◀：このマークがある場合は，第 34 ～ 38 回管理栄養士国家試験に出題された内容が含まれています。

例）◀ 38-115：第 38 回問題 115

1 臨床栄養の概念

Ⓐ 意義と目的

　臨床栄養学は，さまざまな疾患，病態の成因，進展，治癒に，栄養学がどのように関わっているかを追究する学問である。臨床栄養は，おのおのの疾患，病態に対して適切な栄養管理（栄養ケア・マネジメント）を行うことを目的としている。そのためには，傷病者の心身について十分に理解を深めておくとともに，医療に従事する者としての心構えや医療制度等を修得しておくことが必要である。

ⓐ 傷病者や要支援者・要介護者への栄養ケア・マネジメント

　栄養ケアは，医療機関，福祉施設，在宅等において，疾病の予防，治療，増悪防止や介護予防の観点からの栄養管理を行うことで，傷病者や要支援者・要介護者のQOL を向上させることを最終的な目標とする。栄養ケアは，**図1-1**のように，栄養ケア・マネジメントシステムに従い栄養スクリーニングによって低栄養のリスクが高い傷病者を抽出し，その対象者を栄養アセスメントし栄養状態の評価を行う。そして，アセスメントに基づき栄養補給，栄養教育，多領域からの専門的な情報を踏まえて最適な栄養計画を作成する。その栄養計画を実施し，再評価によるチェックとしてモニタリングを行い，個々人に応じた栄養状態の改善を確認していく。栄養状態を確認することでサービスを評価し，継続的に改善を目指す品質活動を行っていく流れが体系化されている。

　低栄養状態に陥ると，ADL（activities of daily living；日常生活動作）の低下，感染症の発症，余命の減少などが起こる。低栄養などによりフレイルやサルコペニアに陥りやすい高齢者や，手術や重篤な疾患を併せもつ急性期疾患の患者の場合は，特に治療と予防のために栄養ケア計画を作成する必要がある。

ⓑ 内部環境の恒常性と栄養支援，栄養状態の改善

1 内部環境恒常性の栄養支援

　臨床栄養学では，人の体全体の調和を維持し，内部環境恒常性を保つために必要

○ **Column | 栄養管理プロセス**

　栄養管理プロセス（Nutrition Care Process；NCP）は，患者等の栄養管理を必要とする対象者，また集団に対する栄養ケアの品質の向上ならびに患者のアウトカムの改善を目的として，栄養と食事のアカデミー（Academy of Nutrition and Dietetics；AND，元アメリカ栄養士会）により開発されたもので，日本栄養士会では，生涯教育においてその修得を勧めている。

　NCP の大きな特徴は，栄養診断で栄養アセスメント結果を集積，分析，整理し，栄養介入により解決・改善できる栄養領域に限られた課題を明確化するものとして位置付けられていることである。

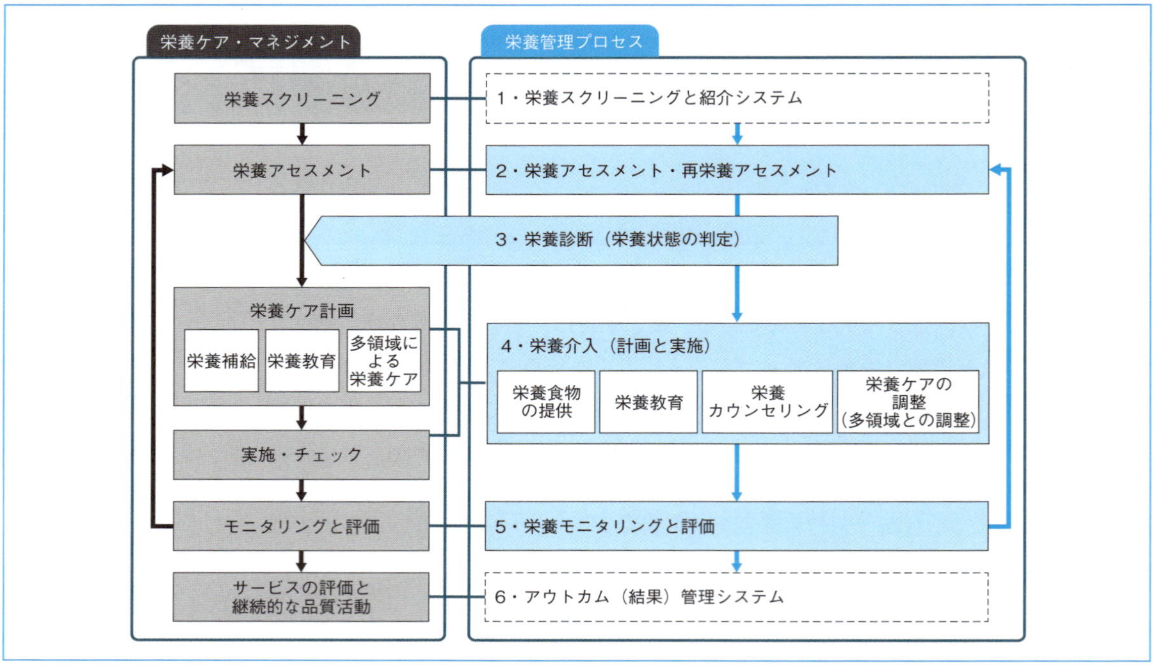

図1-1 栄養ケア・マネジメントと栄養管理プロセス

資料）栄養管理プロセス研究会監修：改訂新版栄養管理プロセス，第一出版，p. 279，2022

注）栄養管理プロセス（Nutrition Care Process：NCP）：アメリカ栄養士会の提案で始まった栄養管理の手法で，栄養ケアの体系化や概念・共通用語による栄養管理システムを標準化し，国際的な統一を目指している。わが国でも日本栄養士会がその導入を推奨している。
栄養スクリーニングは，集団における栄養状態のレベルを判別する過程。簡便な方法で対象者をふるいにかけ，栄養状態のリスクの高い者を抽出できる。栄養アセスメントは，栄養スクリーニングで抽出された対象者について，さまざまな方法を用いて詳細に栄養状態を判定する。栄養診断は，摂取量（Nutrition Intake：NI），臨床栄養（Nutrition Clinical：臨床栄養），行動と生活環境（Nutrition Behavioral/Environmental：NB）の3領域での一文で記載される。具体的には，「S（Sign/Symptoms）の根拠に基づき，E（Etiology）が原因となった，P（Problem or Nutrition Diagnosis Label）である」となる。栄養ケア計画，実施・チェック，栄養介入は，栄養アセスメントに基づき，栄養補給，栄養教育，他領域からのケアの側面から実施可能な計画を立案し，適切な栄養補給・栄養教育を実施する。モニタリング・評価は，栄養ケアが計画どおり実施されているかどうか，健康・栄養状態を再評価し，栄養ケア計画の妥当性を判定する。評価では，総括的に判定する。

な栄養を，外部から取り入れる方法について学ぶ。

人は，体の中に複雑かつ精密な機能を有している。高度に分化した細胞からなる臓器や組織は，神経やホルモンを介して相互に連絡をとり合うことにより，それぞれ独自の機能を発揮している。これらの機能を正常に保ち，体全体の調和を維持するためには，体の中に蓄えられているさまざまな栄養素を燃やし，エネルギーに変えることが必要である。

臓器や組織が正常に機能しなくなると，体全体の調和が崩れ，疾病を招く要因となる。人が生命を維持し，生活に必要な活動をしていくためには，常に栄養素等を外部から取り込み，代謝によってエネルギーを生み出すことが不可欠である。

② 自然治癒の促進

疾病の自然治癒促進において，栄養が果たす役割について考えてみる。

●疾病治療の方法

①疾病の原因を究明し，それを取り除く方法。

表1-1　病態による栄養障害

病態等	栄養障害例
消化器障害	全般的に食欲不振や食事摂取量の不足で栄養障害が生じやすい 原疾患により栄養障害のタイプが異なる ●胃切除による貧血，カルシウム欠乏，乳糖不耐症 ●たんぱく漏出性胃腸症によるたんぱく質不足 ●消化障害性吸収不良症候群による脂質吸収不全
呼吸器障害	エネルギー消費量の増大
肝機能障害	糖代謝異常（耐糖能低下，尿糖出現など） たんぱく質代謝異常（血中たんぱく質やアルブミン濃度の低下，非たんぱく性高窒素血症，血漿分枝アミノ酸濃度の低下など） 脂質代謝異常（脂肪肝，非アルコール性脂肪肝炎など） 脂溶性ビタミン欠乏症
膵機能障害	たんぱく質，脂質の消化が妨げられる
糖尿病	尿量増加によるグルコース，アミノ酸，ミネラルなどの喪失
ネフローゼ症候群	尿中にたんぱく質が失われることによる低たんぱく血症，浮腫
悪性腫瘍	がん細胞による栄養消費
発熱・手術，脱水	体水分の消失
熱傷・手術	組織液や血中のたんぱく質，ミネラルの喪失

表1-2　生活習慣と疾患の関係

原因となる生活習慣	疾患例
食習慣	肥満，2型糖尿病，高血圧症，脂質異常症（家族性のものは除く）
運動習慣（不足）	肥満，2型糖尿病，高血圧症，脂質異常症（家族性のものは除く）
飲酒習慣	アルコール性肝疾患，脂肪肝，肝硬変，膵炎，痛風
喫煙習慣	肺がん，動脈硬化症，COPD

②疾病によって調和の崩れた生体反応を調整し，その生体が本来有している調整作用を高める方法，すなわち自然治癒力を促進する方法。

①は西洋医学の考え方を基本とした治療法，②は東洋医学を基にした治療法であるが，そのような枠組みにとらわれず，両者を念頭に置いて治療に当たることが望ましい。疾病の原因が同じであっても，症状やその程度に差が生じるのは，個々の生体がもつ生体反応調整力，自然治癒力に差があるためと考えられている。

このような生体反応の調整において，栄養は非常に重要な役割を果たしている。

③ 栄養状態の改善

慢性疾患をもつ患者，特に消化器系疾患の患者や摂食嚥下障害などで経口摂取ができない患者は，食事摂取量が不十分で，栄養不良状態にある場合が多い（表1-1）。食事摂取に問題がなくても，肝機能障害などがあると栄養障害が生じる。栄養状態が悪いと，合併症や感染症を招いたり，薬剤治療ができない場合がある。また，薬物の長期投与により栄養素が喪失して，栄養欠陥が生じる場合がある（p.98）。

栄養状態の改善のためには，個々の患者に応じて経口栄養，経腸栄養，静脈栄養の3つの経路から栄養補給を実施する。栄養補給の際には，エネルギー，エネルギー産生栄養素，ビタミン，ミネラルの適切な補給とともに，最近では，特定の臓器機

能や免疫機能を維持，改善または調整する目的でさまざまな栄養成分が補給されている。代表的なものとして，グルタミン，アルギニンなどのアミノ酸，n-3系多価不飽和脂肪酸があげられる。最近では，**プロバイオティクス**，**プレバイオティクス**，核酸なども考慮に入れる場合がある。

患者の栄養状態を改善することで，手術成績，治癒率，合併症の予防の向上とともに，入院期間の短縮，医療費の削減などの経済的効果も期待できる。

ⓒ 疾患の予防

第二次世界大戦後，日本の疾病構造の大きな変化とともに成人病対策，生活習慣病対策などが実施され，現在はメタボリックシンドローム（下記 Column 参照）を国民の栄養障害の一つと位置付けた特定健康診査（特定健診）が実施されている。

メタボリックシンドロームにより，虚血性心疾患の発症リスクが高くなることや，NASH（非アルコール性脂肪肝炎）を発症しやすいことが知られている。また，**表1-3**にあげたように食習慣，運動習慣などが生活習慣病の発症に関連しており，生活習慣の適正化が生活習慣病発症の予防につながる。臨床栄養分野では，生活習慣病は肥満を主原因とすることが多く，一次予防の観点から，メタボリックシンドロームの対象者への特定保健指導を通じた，望ましい生活習慣の形成が大切となる。

一方，低出生体重児は将来的に本態性高血圧を発症しやすく，インスリン抵抗性の増加も起こりやすいことが報告されている。最近では低出生体重児の出生率が増加しており，その背景には，妊娠中に胎児への十分な栄養補給がなされていないことが考えられている。このため，胎児期からの生活習慣病予防を目的として，妊婦へ適切な栄養摂取を教育することも重要である。

●**生活習慣病の予防**　食生活面では，エネルギーや脂質，食塩などの過剰摂取，ビタミン，食物繊維の摂取不足，食品の選択や調理方法の偏りなどに注意する必要がある。身体活動の面では，生活活動および運動の両方に着目し，生活習慣病の予防とともに**ロコモティブシンドローム**，うつ病，認知症のリスクを軽減するための基準値を示した「健康づくりのための身体活動運動ガイド2023」が策定されている。

●**生活習慣病の治療**　栄養素等摂取をコントロールすることが重要である。肥満や糖尿病の治療にはエネルギー制限，循環器疾患には動物性脂肪，エネルギー，食塩などの制限を行うなど，主な治療法が食事療法である疾患も多い。臨床の現

プロバイオティクス
腸内細菌叢のバランスを改善することにより健康に有益な作用を及ぼす細菌。乳酸菌やビフィズス菌など。

プレバイオティクス
プロバイオティクスのような腸内の有用菌を増やすか，有害な細菌の増殖を抑えて腸内環境の改善を促進する物質。オリゴ糖類や食物繊維類など。

ロコモティブシンドローム
locomotive syndrome。運動器の障害により移動機能の低下した状態（日本整形外科学会，2007）。転倒しやすくなり，要支援・要介護リスクが高い。原因には，①運動器自体の疾患，②加齢による運動機能不全がある。運動器とは身体運動に関わる骨・筋肉・関節・神経などの総称。

○ **Column** | **メタボリックシンドロームとは**
―メタボリックシンドローム（内臓脂肪症候群）に着目する意義―

メタボリックシンドロームは，内臓脂肪型肥満（100cm^2）を共通の要因として，高血糖，脂質異常，高血圧を呈する病態であり，それぞれが重複した場合は，虚血性心疾患，脳血管疾患等の発症リスクが高まり，内臓脂肪の減少でこれらの発症リスクの低減が図られるという考え方を基本としている。

すなわち，内臓脂肪型肥満に起因する糖尿病，脂質異常症，高血圧症は予防可能であり，また，発症後でも，血糖，血圧等をコントロールすることにより，重症化を予防することが可能であると考えられる。

表1-3　**医療施設における診療報酬（令和6年改定）**

入院時食事療養・生活療養	1食当たり
食事療養費（Ⅰ）（1）（2）以外の食事療養を行う場合	670 円
食事療養費（Ⅰ）（2）流動食のみの場合	605 円
食事療養費（Ⅱ）（1）（2）以外の食事療養を行う場合	536 円
食事療養費（Ⅱ）（2）流動食のみの場合	490 円
生活療養（Ⅰ）　イロ以外の食事の提供たる療養を行う場合	584 円
生活療養（Ⅰ）　ロ流動力のみを提供する場合	530 円
生活療養（Ⅱ）（1）食事の提供たる療養	450 円
慢性腎臓病の透析予防指導管理	1日当たり
慢性腎臓病透析予防指導管理料（新）	
1　初回の指導管理を行った日から起算して1年以内の期間に行った場	300 点
合〈情報通信機器を用いた場合〉	〈261 点〉
2　初回の指導管理を行った日から起算して1年を超えた期間に行った	250 点
場合〈情報通信機器を用いた場合〉	〈218 点〉
小児緩和ケア診療加算	1日当たり
小児個別栄養食事指導管理加算（新）	70 点
地域で救急患者等を受け入れる病棟の評価	1日当たり
リハビリテーション・栄養・口腔連携加算（新）	80 点
療養病棟入院基本料	1日当たり
経腸栄養管理加算（新）	300 点
生活習慣病に係る医学管理料	月1回
生活習慣病管理料（Ⅰ）	
1　脂質異常症を主病とする場合	610 点
2　高血圧症を主病する場合	660 点
3　糖尿病を主病とする場合	760 点
生活習慣病管理料（Ⅱ）（新）検査等を包括しない	333 点
急性期におけるリハビリテーション，栄養管理・口腔管理の取組の推進	1日当たり
リハビリテーション・栄養・口腔連携体制加算（新）	120 点
医療と介護における栄養情報連携の推進	1回限り
栄養情報連携料（新）栄養情報提供加算廃止	70 点
回復期リハビリテーション病棟入院料1	2,229 点
〈生活療養を受ける場合〉	〈2,215 点〉

場では，治療食の給与とともに，食物摂取の量と質，調理法などについて患者本人とその家族の理解を深めるための栄養教育・指導が重要である。

d 疾患の治癒促進

治癒は，体に負った傷，あるいは病気などが完全に治ることを指すとされている。疾患の治癒促進のためには栄養状態が良好であることが一つの条件となる。栄養障害があると，除脂肪量・体脂肪量の減少や水分・電解質の変調，免疫機能・身体機能の低下が起こる。例えば，がんの治療時の放射線療法，化学療法などにおいても栄養障害がある場合は，治療効果を低下させる。このため，できるだけ栄養状態を良好に維持することが重要となる。

e 疾患の増悪化と再発の防止

生体の栄養状態は，生体反応の調整などに深く関与しているため，疾病の発症や

病状の進行に大きな影響を及ぼす。薬剤の投与などによって疾病の要因となった細菌の数を減らしても，栄養状態がよくなければ，生体反応の調整がうまく行われない。体全体の調和が崩れているため，病状は回復せず，場合によってはさらに悪化してしまうこともある。また，一度は治癒しても，栄養不良状態が続けば，疾病が再発する可能性もある。病状の悪化や疾病の再発を防止するためには，正しく栄養素等を摂取し，良好な栄養状態を保持することが必要である。

また，糖尿病，脂質異常症，高尿酸血症，先天性代謝異常症，腎臓疾患などでは，適切な栄養・食事療法が実施されることで病状のコントロールが良好となり，病態の悪化や合併症への進展を防止することにつながる。虚血性心疾患，脳血管疾患などの再発予防のためにも，適切な栄養・食事療法が必要である。

f　社会的不利とノーマリゼーション

1　社会的不利

1980 年に WHO（世界保健機関）は，障がい者の概念を International Classification of Impairments, Disabilities and Handicaps（ICIDH；国際障害分類）として，機能・形態障害（impairments），能力障害（disability），社会的不利（handicap）の 3 つの側面から定義付けた。つまり，内的な異常である病気が顕在化したものが機能障害であり，実際の生活遂行能力に影響を生み出した状態が能力障害であり，これらのために社会的役割が果たせず，不利益な状態におかれることを社会的不利とした。

しかし，これは，身体機能による生活機能の障害を分類する方法であったため，同レベルの障害をもつ人でも環境の違い，例えば，バリアフリーの進んだ地域に住んでいる人と進んでいない地域に住んでいる人では，活動の広がりが違うことがあった。そこで，WHO は，「環境因子」を含めて，2001 年に，すべての人をとらえる共通言語として，International Classification of Functioning, Disability and Health（ICF；国際生活機能分類）を定めた。大きく分けると，「生活機能と障害」と「背景因子」の 2 分野からなり，「生活機能（functioning）と障害」は「心身機能・身体構造（body functions and structures）」，「活動（activities）・参加（participation）」の 2 要素で，背景因子（contextual factors）は「環境因子（environmental factors）」と「個人因子（personal factors）」の 2 要素で構成されている。

「心身機能・身体構造」の中で，心身機能は，①精神機能，②感覚機能と痛み，

補足　病状とは「疾病全体の状態」を示し，症状とは「疾病によって誘発され外面に現れてきた様相」を指すが，しばしば混同して用いられている。

疾病によって生じる症状は，その疾病の重症度と密接にかかわっている場合が多い。個々の生体の栄養状態によって，症状が回復したり逆に悪化したりすることもある。

③音声と発話の機能，④心血管系・血液系・免疫系・呼吸器系の機能，⑤消化器系・代謝系・内分泌系の機能，⑥尿路・性・生殖の機能，⑦神経筋骨格と運動に関連する機能，⑧皮膚および関連する構造の機能があり，身体構造も同様に8項目に分類されており，機能障害（構造障害を含む）は，著しい変異や喪失といった心身機能または身体構造上の問題と定義されている。

　機能障害には一時的なもの，恒久的なもの，進行していくもの，回復していくもの，連続的なもの，間欠的なものなどがあるとされている。栄養アセスメントにおいても，心身機能，身体構造の問題とその関連性を把握していくことが大切となる。

　心身機能障害があると，人間として正常とみなされる方法や範囲で活動していく能力の機能の制限や欠如が発生する。例えば，炊事，洗濯といった家庭内での活動に支障を来したり，近隣住民との社会活動への参加ができにくくなることがあげられる。しかし，それらの障害があったとしても，障害を有する個人が障害に対する意識を能動的に保持し，リハビリテーションの推進，福祉機器の利用，住環境や社会環境の整備，社会的な障害への理解が得られることで，その人の社会活動が活発になっていくことが考えられる。

2 ノーマリゼーション（normalization）

　ノーマライゼーションともいう。厚生労働省は，障がいのある人もない人も互いに支え合い，地域で生き生きと明るく豊かに暮らしていける社会を目指すノーマライゼーションの理念に基づき，障がい者の自立と社会参加の促進を図っている。

　以前は，障がい者は公的援助によってつくられた福祉施設等に収容・保護されており，一般社会から隔離された生活を送っていたが，1950年ごろに起こった障がい者の人権運動により，「障がい者を隔離する社会」から「障がい者と健常者が共に生きる社会」へと，障がい者を取り巻く環境は大きく変化した。それに伴い，ノーマリゼーションという考え方が広まり，福祉を考える上での基本となる重要な原則となった。

　ノーマリゼーションを実現するためには，福祉や介護を充実させることが必要である。例えば，病気により障害をもつことになった人が住み慣れた地域，くつろげる自宅で暮らし続けることができるよう，在宅ケア制度を普及させる，といったことである。

g QOL（生活の質，人生の質）の向上

1 QOLとは

　QOL（quality of life）は，「生活の質」，「人生の質」，「生命の充実度」などと訳される。

2 臨床栄養学におけるQOL

　近年，医療の急速な進歩によって重篤な疾病の治療が可能となり，長寿や延命といった量的な医療だけでなく，質的にも充実した医療が求められるようになった。こうした医療の価値観の変化に伴い，過度の生活制限など行き過ぎた治療行為が見

直され，患者の生活信条や生活習慣を尊重して，できるだけその人らしい生活を送ることができる医療を行おうとする考え方が生まれた。QOL は，そのような医療を実践するための治療方針を立てる際，基本となる重要な概念である。

③ 臨床栄養学における QOL 向上の例

臨床栄養学においても QOL 向上への対応は必須であり，食事療法などの際，常に考慮すべき重要な課題である。例えば，腎臓病によって**透析療法**が必要な患者に対しても，食事制限をできるだけ緩和し，「おいしい」，「楽しい」と感じることのできる満足度の高い食事となるよう配慮することが大切である。

透析療法
腎臓に代わって血液を浄化すること。原理は，半透膜を通して，濃度の異なる異種の溶液間の物質を交換することである。血液側から低分子代謝産物，電解質，水分等が除去されることで，身体の恒常性が保持される。血液透析と腹膜透析に分けられる。

B 医療・介護制度の基本

a 医療保険制度

日本の医療保険は，公的医療保険制度として存在し，職域・地域，年齢（高齢）の違いによって健康保険組合，共済組合(職域保険)，協会けんぽ，国民健康保険(国民健康保険，退職者医療制度)，前期高齢者医療制度，後期高齢者医療制度がある。それぞれの機関の加入者が収入に応じた保険料を支払い，加入者やその扶養者が医療を受けたときに，その所属機関から一定の医療費が支払われる仕組みとなっている。日本では原則的にすべての国民がいずれかの保険に入っており，これを「国民皆保険制度」と呼んでいる。

●**診療報酬とは** 保険医療機関において，保険医が患者に対して保険診療を行ったときに支払われる報酬のことである。

医療機関は，患者に提供した医療行為について診療報酬を計算し，患者からそのたびに一部負担金を徴収している。1 か月分の診療報酬をまとめて審査・支払機関に請求を出すと，一部負担金を除いた金額がその医療機関に支払われる。請求先は，医療保険の種類によって異なり，国民健康保険の場合は，国民健康保険団体連合会，国民健康保険以外の場合は，社会保険診療報酬支払基金に請求することとなる。

●**診療報酬の計算** 診療報酬点数表に従って計算を行う。診療報酬点数表は，個々の診療行為に対する価格が点数で示されているもので，1 点 10 円で計算された額が支払われる。

●**診療報酬の支払い** 出来高払い方式・定額払い方式の 2 種類がある。現在は出来高払い方式が原則だが，定額払い方式の場合もある。

①出来高払い方式：患者に提供した診療行為への点数を一つひとつ合計する方法。

②定額払い方式：一定の要件に対して，あらかじめ一定の支払額が決められている方法で，DPC/PDPS（Diagnosis procedure combination/Per-diem payment system）と呼ばれている。

保険医療機関の場合，収入のほとんどは診療報酬である。診療報酬は公定であり，疾病動向や医療環境の変化に合わせて見直しが必要とされている。

●**診療報酬の改定**　医療財政の健全化という観点から診療報酬の内容や点数の見直しを行うことを診療報酬改定といい，2年に一度行われている。この改定により，栄養管理業務の内容も見直されている。

令和6（2024）年改定では，具体的な方向性として"アウトカムに着目した評価の推進"や"リハビリテーション，栄養管理および口腔管理の連携・推進"などがあげられている（表1-3）。その中で，回復期リハビリテーション病棟入院料1では入退院時の栄養評価にGLIM基準を用いることが要件とされた。

●**診療報酬制度における栄養・食事関連制度の歴史**　表1-4に示す。

b 介護保険制度

平成12（2000）年4月，介護保険制度が施行された。高齢社会を迎え，認知症を患っていたり，体が衰弱して寝たきりとなっている高齢者の介護が大きな社会的課題となっていた。介護保険制度は，加齢に伴う疾患などにより要介護状態となった者が自立した生活を営むために必要なサービスの保険給付を目的とした制度である。

介護給付を希望する被保険者は，まず市町村に申請することが必要である。その後，介護支援専門員（ケアマネジャー）が中心となって，ケアマネジメントが行われる。

●**介護保険制度の見直し**　平成17（2005）年10月の介護保険法等の一部を改正する法律により，介護保険制度は予防重視型システムへの転換が図られた。介護保険施設での食事の提供に要する費用については，従来の基本食事サービス費が廃止され，介護保険給付の対象外となった。一方，栄養管理を評価する新しい加算（栄養マネジメント強化加算，経口移行加算，経口維持加算，再入所時栄養連携加算，退所時栄養情報連携加算，療養食加算）が認められるようになった。また，介護保険では栄養ケアの体制を充実させ，栄養マネジメント強化加算は施設の入所者全員を対象とした栄養管理の算定が可能となった。管理栄養士の配置基準も明確になり，施設の入所者の人数によって決定される。厚生労働省は，科学的裏付けによる介護を目指し，LIFE（科学的介護情報システム）による情報提供が義務化された。

さらに，入所者だけでなく通所系サービスによる栄養アセスメント加算や認知症グループホームの栄養管理体制加算なども算定できることになり，栄養改善の取り組みを行っている。

●**介護保険制度改正**　社会情勢の変化等に対応した見直しを行うことを介護報酬改定といい，3年に一度行われている。栄養関連の介護報酬改定を図1-2に示す。

令和6（2024）年改定
診療報酬，介護報酬，障害福祉サービス等報酬のトリプル改定であった。

GLIM基準
Global Leadership Initiative on Malnutrition。低栄養診断基準。MNA-SF, MUST, NRS2002などで栄養スクリーニングを全入院患者に行い，栄養状態リスクありの場合に低栄養診断を行う。詳細はp.32参照。

NRS2002
Nutrition Risk Screening2002。2002年に欧州臨床栄養代謝学会で開発された急性期向けの栄養スクリーニング。BMI，体重・食事摂取量低下，重症疾患の初期スクリーニングと，栄養障害・疾患重症度・加齢によるスコアの最終スクリーニングの2部構成。

> ○ **Column | 2025年問題と2040年問題**
>
> 2025年は1947～1949年生まれのいわゆる団塊の世代（第一次ベビーブーム世代）800万人全員が75歳以上になる年次で，後期高齢者が2180万人と増大するため，社会保障費の負担が重くなり，医療・介護体制の維持が困難になるなど社会への影響が懸念される。さらに2040年には65歳以上高齢者が3929万人と人口の34.8％を占め（国立社会保障・人口問題研究所予想），社会保障制度が維持できず，生産年齢人口の減少から深刻な労働力不足となることが予想される。

表1-4 診療報酬制度における栄養・食事関連制度の歴史

病院給食の開始	●昭和23（1948）年3月,病院給食の実施に向けての指導体制が確立した。 ●第二次世界大戦以前は,入院患者に関する規定がなく,炊事用具持参で入院する例も多かった。しかし,連合国軍総司令部が病院における栄養状況を調査し,入院患者の食料増配の指示を出した。それを受けて,病院給食が実施されることになった。
完全給食制度	●昭和25（1950）年,病院給食は完全給食制度となった。 ●これに伴って,診療報酬の入院時基本診療料（入院料）に給食料が加算されるようになった。 ●完全給食制度は,食料の確保が難しい時代に,適正な栄養量を摂取し,患者が後で補食する必要のない食事を提供することを目的とし,後の病院給食発展の基礎となった。 ●当時は,入院した場合,食事だけでなく,付き添い,寝具の問題など,経済的な負担が大きかった。このため,入院サービスに基準を設け,その基準に達したものには一定の加算を認めることとした。 ●「完全看護」,「完全給食」,「完全寝具」の3部門が制度化された。
基準給食制度	●昭和33（1958）年,完全給食は基準給食と名称を変更した。 ●基準給食は,病院給食の基準を示すもので,承認基準に達している施設は入院料に一定の加算が認められる。 ●基準給食の趣旨 　①栄養士によって給食が行われている。 　②一定の栄養量が確保されている。病状に応じて適切な内容のものが給与されている。患者が補食をする必要がないように考慮されている。 　③給食に関する記録が整備されている。 ●この制度は平成6（1994）年9月まで継続し,その間各種加算制度が設けられ,病院給食の充実が図られた。
入院時食事療養制度	●平成6（1994）年に行われた健康保険法の一部改正により,10月に診療報酬改定が実施された。入院時の食事費用については,それまでの基準給食制度に代わって,入院時食事療養制度が導入された。 ●それまで,食事に係る患者の一部負担は,入院料に含まれた形で定率であったが,入院時食事療養制度では,平均的な家庭の食材料費の相当額を負担することとなり,さらに,これに加えて,平成28（2016）年からは,調理費相当額も負担することとなった。

◀38-111
37-111
36-112
35-111
34-115

c 医療・介護保険における栄養に関する算定の基本

1 医療保険制度における栄養に関する算定

●**栄養管理体制**　保険診療報酬の中の入院基本料等に含まれる包括的なシステムとして,平成24（2012）年から,患者の栄養状態を入院時に管理栄養士,医師,看護師,薬剤師等が共同して確認し,特別な栄養管理の必要性の有無について入院診療計画書に記載し,特別な栄養管理が必要とされた患者について,栄養管理計画を作成するなどの栄養管理体制の確保が必要となった（**表1-5**）。病院では常勤の管理栄養士,有床診療所では非常勤の管理栄養士が必置となった。

●**入院時食事療養費**　食事に関する給付は,入院時の食事にかかわる食事療養費の算定額に関する基準（定額の一部負担）が定められている。

・食事療養が栄養士または管理栄養士によって行われ,患者の年齢,病状によって適切な栄養量および内容の食事療養が,適温適時で行われているなどの基準

図1-2 栄養関連の介護報酬改定

		〈加算対象者〉	活用	
施設	栄養マネジメント強化加算	〈利用者全員〉	LIFE 活用	
	退所時栄養情報連携加算	〈退所利用者〉		栄養マネジメント強化加算との併算不可
	再入所時栄養連携加算 ICT 活用	〈厚生労働大臣が定める特別食または嚥下調整食が必要な者〉		
	経口移行加算	〈経口摂取困難者〉		経口維持加算（Ⅰ）（Ⅱ）〈摂食嚥下障害者〉
	療養食加算			
	リハビリテーション・個別機能訓練，栄養，口腔の一体的取り組み		LIFE 活用	
併算不可 通所	口腔・栄養スクリーニング加算 Ⅰ（口腔および栄養）			居宅療養管理指導（Ⅰ）（Ⅱ）〈通院が困難で，特別食を必要とする者または低栄養状態にある者。急性増悪等により一時的に頻回に栄養管理を行う必要があると医師が判断した者〉
	Ⅱ（口腔および栄養）	〈利用者全員〉		
	栄養アセスメント加算	〈利用者全員〉	LIFE 活用	
	栄養改善加算	〈低栄養状態またはおそれのある者〉		
	リハビリテーション・個別機能訓練，栄養，口腔の一体的取り組み		LIFE 活用	
居宅	口腔・栄養スクリーニング加算（口腔および栄養）	〈利用者全員〉		
	〔認知症グループホーム〕栄養管理体制加算	〈助言を受ける事業所〉		

青字は令和6年改訂事項

表1-5 栄養管理体制の基準

①当該病院である保険医療機関内に，常勤の管理栄養士が1名以上配置されていること。
②管理栄養士，医師，看護師，その他医療従事者が共同して栄養管理を行う体制を整備し，あらかじめ栄養管理手順（栄養スクリーニングを含む栄養状態の評価，栄養管理計画，定期的な評価等）を作成すること。
③入院時に患者の栄養状態を医師，看護職員，管理栄養士が共同して確認し，特別な栄養管理の必要性の有無について入院診療計画書に記載していること。
④特別な栄養管理が必要と医学的に判断される患者について，栄養状態の評価を行い，医師，管理栄養士，看護師その他の医療従事者が共同して，当該患者ごとの栄養状態，摂食機能及び食形態を考慮した栄養管理計画（別添6の別紙23又はこれに準じた様式とする。）を作成していること。
⑤栄養管理計画には，栄養補給に関する事項（栄養補給量，補給方法，特別食の有無等），栄養食事相談に関する事項（入院時栄養食事指導，退院時の指導の計画等），その他栄養管理上の課題に関する事項，栄養状態の評価の間隔等を記載すること。
⑥当該患者について，栄養管理計画に基づいた栄養管理を行うとともに，栄養状態を定期的に記録していること。

資料）基本診療料の施設基準等及びその届出に関する手続きの取扱いについて 別添2 入院基本料等の施設基準等，保医発0305第2号（平成30年3月5日）

が満たされた場合，**入院時食事療養（Ⅰ）**として1食につき**670円**，流動食のみを経管栄養法で提供する場合は605円を算定できる。また，（Ⅰ）以外の医療施設での食事療養は，**入院時食事療養（Ⅱ）**として1食につき536円，流動食のみを経管栄養法で提供する場合は490円の算定が認められる。

- 入院時食事療養（Ⅰ）においては，**特別食加算**（p.114），**食堂加算**（1日50円）が認められる。治療食は施設ごとで食事の表示方法が，治療食名分類と栄養成分分類とに区分されている（**表1-6，1-7**）。
- 特別料金（実費）を払って**特別メニュー**を選択できる。追加的な費用として，1食当たり17円を標準額としている。

●**入院基本料** 平成12（2000）年時点で，入院環境料・看護料・医学管理料を

670円
このうち，490円は自己負担（食材費＋調理費），180円は保険給付〔令和6（2024）年〕。

表1-6 入院時食事療養（Ⅰ）における特別治療食加算

加算項目	概　要	加算額
疾病に応じた治療食の提供	腎臓食，肝臓食，糖尿食，胃潰瘍食，貧血食，膵臓食，脂質異常症食*1，痛風食，てんかん食，先天性代謝異常食*2，治療乳，無菌食，特別な場合の検査食*3（単なる流動食・軟食を除く）	特別食加算（1食76円）
患者食堂の利用	基準の広さを満たす患者専用食堂で楽しく食事ができる	食堂加算（1日50円）

注） *1 高度肥満症（肥満度＋70％以上またはBMI 35以上）に対して食事療法を行う場合も算定可
　　*2 フェニールケトン尿症食，楓糖尿症食，ホモシスチン尿症食，ガラクトース血症食
　　*3 潜血食，大腸X線・大腸内視鏡検査のための特に残渣の少ない調理済食品
資料）入院時食事療養費に係る食事療養及び入院時生活療養費に係る生活療養の実施上の留意事項について（平成18年3月6日保医発第0306009号，最終改正：平成28年3月4日保医発0304第5号）等より作成

表1-7 栄養成分別管理と適応疾患

栄養成分別管理	適応疾患	付加する指示
エネルギーコントロール食（EC食）	肥満症，糖尿病，痛風・高尿酸血症，脂質異常症，動脈硬化症，甲状腺機能障害，脂肪肝，急性・慢性肝炎，肝硬変代償期，高血圧症，高中性脂肪血症，心疾患，妊娠高血圧症候群，授乳食	・減塩の指示 ・カリウム，リンなどの指示 ・主食，副菜の形態の指示 ・禁止食品の指示： 　アレルギー食品 　嗜好 　薬剤関連 　その他
たんぱく質コントロール食（PC食）	肝不全，糸球体腎炎，ネフローゼ症候群，腎不全，透析，低栄養，栄養失調，熱傷	
エネルギー・たんぱく質コントロール食（EP食）	糖尿病腎症，肝硬変非代償期	
脂質コントロール食（FC食）	急性肝炎，胆石・胆のう炎，急性・慢性膵炎	
水・電解質コントロール食	熱性疾患，脱水症，貧血，骨粗鬆症	
易消化食	胃・十二指腸潰瘍，クローン病，潰瘍性大腸炎，下痢，便秘，嚥下障害，術前・術後食	
濃厚流動食	意識障害・嚥下障害，術前・術後の栄養管理，消化管通過障害，口腔・食道障害，摂食障害，熱傷，クローン病，潰瘍性大腸炎	

資料）寺本房子，渡邊早苗，松﨑政三編著：医療・介護老人保健施設における臨地実習マニュアル―臨床栄養学第6版，p.29，建帛社，2020を一部改変

入院基本料の構造

入院時食事療養費	
入院基本料	入院環境料
	看護料
	医学管理料

併せて**入院基本料**としている。外来栄養食事指導料，入院栄養食事指導料，集団栄養食事指導料は医学管理料であるため，入院基本料に含まれる。

●**栄養サポートチーム加算**　平成22（2010）年4月1日付の診療報酬改定により，新設された。急性期の入院医療を行う一般病棟において，栄養障害を生じている患者，またそのリスクの高い患者に対して，医師，看護師，薬剤師および管理栄養士などからなるチームを編成し，栄養状態改善の取り組みが行われた場合に算定する（200点／週）。令和4（2022）年3月4日付の診療報酬改定では，医療提供体制の確保のため，厚生労働大臣が定める地域（特定地域；離島など）では100点を所定点数に加算した。また，歯科医師が必要な診療を医師等と共同して行った場合は，歯科医師連携加算として50点をさらに加算する。栄養サポートチームの算定要件を**表1-8**に示す。

●**摂食障害入院医療管理加算**　摂食障害入院医療管理加算は，摂食障害の患者に対して，医師，看護師，精神保健福祉士，臨床心理技術者および管理栄養士等に

表1-8　栄養サポートチーム加算における算定要件

算定対象	●栄養障害の状態にある患者や栄養管理をしなければ栄養障害の状態になることが見込まれる患者に対し，患者の生活の質の向上，原疾患の治癒促進および感染症等の合併症予防等を目的として，栄養管理に係る専門的知識を有した多職種チーム（栄養サポートチーム）が診療することを評価 ●栄養管理計画を策定している患者のうち，次のいずれかに該当する者に算定 　①栄養管理計画の策定に係る栄養スクリーニングの結果，血中アルブミン値が 3.0g/dL 以下であって，栄養障害を有すると判定された患者 　②経口摂取または経腸栄養への移行を目的として，現に静脈栄養法を実施している患者 　③経口摂取への移行を目的として，現に経腸栄養法を実施している患者 　④栄養サポートチームが，栄養治療により改善が見込めると判断した患者 ●1日当たりの算定患者数は，1チームにつきおおむね 30 人以内。特定地域＊においては，1チームにつきおおむね 15 人以内。 ●療養病棟，結核病棟，精神病棟では入院から 180 日以内に限り算定可能であるが，180 日を超えても定期的に栄養サポートチームによる栄養管理を行うことが望ましい
施設基準 （栄養サポートチーム加算を算定できる病棟）	●栄養管理にかかわる所定の研修を修了した専任の①常勤医師，②常勤看護師，③常勤薬剤師，④常勤管理栄養士により構成される栄養管理に係るチームが設置されていること。また，そのうちのいずれか1人は専従であること。指定地域＊においては，①～④から構成される専任のサポートチームが設置されていること。 ※そのほか，歯科医師，歯科衛生士，臨床検査技師，理学療法士，作業療法士，社会福祉士，言語聴覚士が配置されていることが望ましい。 ●特定地域＊においては，別に厚生労働大臣が定める二次医療圏に属する保険医療機関（特定機能病院，200 床以上の病院，DPC 対象病院及び一般病棟 7 対 1，10 対 1 入院基本料を算定している病院を除く）であること。

注）＊特定地域：自己完結した医療提供をしており，医療従事者の確保等が困難かつ医療機関が少ない二次医療圏および離島。
資料）診療報酬の算定方法の一部改正に伴う実施上の留意事項について，保医発 0304 第 1 号（令和 4 年 3 月 4 日），基本診療料の施設基準等及びその届出に関する手続きの取扱いについて，保医発 0304 第 2 号（令和 4 年 3 月 4 日）

よる集中的かつ多面的な治療が計画的に提供されることを評価したもので，対象は，摂食障害による著しい体重減少が認められる者であって，BMI（body mass index）が 15 未満となる。入院した日から起算して 60 日を限度として，当該患者の入院期間に応じた加算点数がある。1日につき，30 日以内 200 点，31 日以上 60 日以内 100 点となる。

●**在宅患者訪問褥瘡管理指導**　　平成 26 年度から医療機関において多職種から構成される在宅褥瘡対策チームが設置され，褥瘡ハイリスク患者であってすでに日本褥瘡学会の DESIGN-R 分類 d2 以上の褥瘡があり，かつ，ショック状態，重度の末梢循環不全，麻薬等の鎮痛・鎮静剤の持続的な使用が必要である，強度の下痢が続く状態，極度の皮膚脆弱，褥瘡に関する危険因子があってすでに褥瘡がある，のいずれかを有する患者に対し，カンファレンスと定期的なケア等を実施した場合に 750 点を算定できる。そのチームの要件として，一定の条件を満たした医師，保健師，助産師，看護師または准看護師および常勤の管理栄養士（診療所では非常勤でも可）が構成メンバーとなっていることがあげられた。

●**栄養食事指導料**　　算定できる栄養食事指導料について，**表 1-9** にまとめた。これらは，別に厚生労働大臣が定める特別食を必要とする者に対して，医師の指示に基づき（在宅患者では，診療に基づき計画的な医学管理を継続して行い），管理栄養士（非常勤でも可）が指導を行うとされている（**表 1-10**）。

表1-9　管理栄養士による栄養食事指導料

	種　類	指導目的・内容	算定額〔1件（1人）当たり〕
A	外来栄養食事指導料1	外来患者に対して個別に行う栄養食事指導で，当該保険医療機関の管理栄養士が行うもの 専門的な知識を有し3年以上の経験を有する管理栄養士が具体的な献立などによって指導を行うもの（月1回）	（1）初回 　①対面で行った場合260点（2,600円） 　②情報通信機器等を用いた場合 　　　　　　　　235点（2,350円） （2）2回目以降 　①対面で行った場合200点（2,000円） 　②情報通信機器を用いた場合 　　　　　　　　180点（1,800円）
	外来栄養食事指導料2	外来患者に対して個別に行う栄養食事指導で，他の保険医療機関の管理栄養士，連携医療機関など外部の管理栄養士，日本栄養士会や都道府県栄養士会運営栄養ケア・ステーションの管理栄養士によるもの	（1）初回 　①対面で行った場合250点（2,500円） 　②情報通信機器等を用いた場合 　　　　　　　　225点（2,250円） （2）2回目以降 　①対面で行った場合190点（1,900円） 　②情報通信機器等を用いた場合 　　　　　　　　170点（1,700円）
	入院栄養食事指導料1	入院中に実施される個別の栄養食事指導。入院前の食事を見直し，退院後に適正な食事療養が実践できるようにする	（1）初回 　　260点（2,600円） （2）2回目 　　200点（2,000円）
	入院栄養食事指導料2[*1]	診療所において，入院中の患者であって，特別食を医師が必要と認めたものに対し，当該保険医療機関以外（栄養ケア・ステーションまたは他の医療機関に限る）の管理栄養士が，医師の指示に基づき対面で必要な栄養指導を行った場合に算定	（1）初回 　　250点（2,500円） （2）2回目 　　190点（1,900円）
	集団栄養食事指導料	複数の患者を対象に，グループで栄養食事指導を行う	80点（800円）
	在宅患者訪問栄養食事指導料1	保険医療機関の管理栄養士が訪問栄養食事指導を行う イ　単一建物診療患者が1人の場合 ロ　単一建物診療患者が2人以上9人以下の場合 ハ　イ及びロ以外の場合	 530点（5,300円） 480点（4,800円） 440点（4,400円）
	在宅患者訪問栄養食事指導2	保険医療機関以外の管理栄養士が訪問栄養食事指導を行う イ　単一建物診療患者が1人の場合 ロ　単一建物診療患者が2人以上9人以下の場合 ハ　イおよびロ以外の場合	 510点（5,100円） 460点（4,600円） 420点（4,200円）
B	外来栄養食事指導料1（新設）	外来化学療法を実施している悪性腫瘍患者に対して専門的な知識を有し3年以上の経験を有する管理栄養士（専門的栄養管理の養成を目的とした300時間以上の実習研修修了者）が具体的な献立などによって指導を行うもの（月1回）	260点（2,600円） （月1回）
	緩和ケア個別栄養食事管理加算	悪性腫瘍を有する患者に対し，緩和ケアに係る必要な栄養食事管理を行った場合に加算[*2]	70点（700円）

注）[*1] 入院栄養食事指導料2は栄養管理実施加算と併算定することはできない。
　　[*2] 緩和ケア診療加算390点（1日）にさらに加算。

資料）診療報酬の算定方法の一部改正に伴う実施上の留意事項について（平成30年3月5日保医発0305第1号，最終改正：令和4年3月4日保医発第0304第1号），保医発0305第1号診療報酬の算定方法の一部を改正する件（平成30年3月5日厚生労働省告示第43号，最終改正：令和4年3月4日厚生労働省告示第54号）厚生労働省告示第43号

表1-10　**栄養食事指導料（表1-9A）の算定条件**

	外来栄養食事指導料	入院栄養食事指導料	集団栄養食事指導料	在宅患者訪問栄養食事指導料
指導事項	医師から管理栄養士への指示事項は，当該患者ごとに適切なものとし，熱量・熱量構成，たんぱく質，脂質その他の栄養素の量，病態に応じた食事の形態等に係る情報のうち医師が必要と認めるものに関する具体的な指示を含まなければならない。			
栄養指導者	管理栄養士			
指導対象特別食	別に厚生労働大臣が定める特別食を医師が必要と認めた者に対し指導した場合，以下のものを含む。 ●心臓疾患および妊娠高血圧症候群等の患者に対する減塩食（妊娠高血圧症候群の患者に対する減塩食は，日本高血圧学会，日本妊娠高血圧学会等の基準に準じていること） ●十二指腸潰瘍の患者に対する潰瘍食 ●侵襲の大きな消化管手術後の患者に対する潰瘍食 ●クローン病および潰瘍性大腸炎等により腸管の機能が低下している患者に対する低残渣食 ●高度肥満症（外来栄養：肥満度が＋40％以上またはBMIが30以上，入院栄養：肥満度が＋70％以上またはBMIが35以上）の患者に対する治療食 ●てんかん食（難治性てんかん） ●高血圧症の患者に対する減塩食（塩分6g未満）[*1] ●小児食物アレルギー患者（9歳未満）に対する小児食物アレルギー食[*2] ●がん患者 ●摂食機能または嚥下機能が低下した患者（医師が硬さ，付着性，凝集性などに配慮した嚥下調整食（日本摂食嚥下リハビリテーション学会の分類に基づく）に相当する食事を要すると判断した場合） ●低栄養状態にある患者（血中アルブミンが3.0g/dL以下または医師が栄養管理により低栄養状態の改善を要すると判断した患者）			
時　間	初回 おおむね30分以上 2回目以降 おおむね20分以上	初回 おおむね30分以上 2回目 おおむね20分以上	40分以上	30分以上
回　数	月1回 （初回のみ月2回可能）	入院中2回 （ただし週1回まで）	患者1人につき月1回 （入院期間中は2回が限度）	月2回
内　容	患者ごとにその生活条件，し好を勘案した食事計画案等を必要に応じて交付し，具体的な献立等によって指導を行う。			
備　考		数日間の具体的な献立を示した食事計画案も可。	入院中の患者，それ以外の患者（外来，在宅）が混在していてもよい。1回の患者人数は15人以下を標準とする。 外来栄養食事指導料または入院栄養食事指導料を同一日に併せて算定することができる。	患家を訪問する。 食事の用意や摂取等に関する具体的な指導とする。 訪問の交通費は算定対象ではない（患者負担）。 管理栄養士は，常勤・非常勤とも可能。

注）[*1] 栄養食事指導料算定においては，特別食に含まれる。
　　[*2] 集団栄養食事指導料の算定では除く。
資料）診療報酬の算定方法の一部を改正する件，厚生労働省告示第52号（平成28年3月4日），診療報酬の算定方法の一部改正に伴う実施上の留意事項について，保医発0305第1号（平成30年3月5日）より作成

●**糖尿病透析予防指導管理料**　　平成24（2012）年4月1日付の診療報酬改定により，新設された。透析患者数が増加しているなか，透析導入患者の原疾患は糖尿病性腎症が最も多くなっており，これらにかかわる医療費も増加していることを勘案し，糖尿病患者のうち，HbA1cがJDS値6.1％以上（NGSP値6.5％以上）または内服薬やインスリン製剤を使用している患者で，糖尿病性腎症第2

表1-11 糖尿病透析予防指導管理料における算定要件

透析予防診療チームが透析予防に係る指導管理を行った場合に算定。

1. 対象患者

　ヘモグロビンA1c（HbA1c）が6.1%（JDS値）以上，6.5%（NGSP値）以上または内服薬やインスリン製剤を使用している外来糖尿病患者であって，糖尿病性腎症第2期以上の患者（透析療法を行っている者を除く）。

2. 施設基準

　1. 以下から構成される透析予防診療チームが設置されていること。
　　ア　糖尿病指導の経験を有する専任の医師
　　イ　糖尿病指導の経験を有する専任の看護師または保健師
　　ウ　糖尿病指導の経験を有する専任の管理栄養士
　2. 専任の医師，医師の指示を受けた専任看護師（または保健師）および管理栄養士（以下，透析予防診療チームという）が，患者に対し，日本糖尿病学会の「糖尿病治療ガイド」等に基づき，患者の病期分類，食塩制限およびたんぱく制限等の食事指導，運動指導，その他生活習慣に関する指導等を必要に応じて個別に実施した場合に算定する。
　3. 透析予防診療チームは，糖尿病性腎症のリスク要因に関する評価を行い，その結果に基づいて，指導計画を作成し，糖尿病性腎症のリスク要因に関する評価結果，指導計画および実施した指導内容を診療録，療養指導記録および栄養指導記録に記載すること。

資料）診療報酬の算定方法の一部改正に伴う実施上の留意事項について，保医発0305第3号（平成30年3月5日）

表1-12 緩和ケア診療加算・個別栄養食事管理加算における算定要件

①緩和ケア診療実施計画に基づき実施した栄養食事管理の内容を診療録に記載，または当該内容を記録したものを診療録に添付する。
②緩和ケアチームに，緩和ケア病棟において悪性腫瘍患者の栄養食事管理に従事した経験または緩和ケア診療を行う医療機関において栄養食事管理（悪性腫瘍患者に対するものを含む）に係る3年以上の経験を有する専任の管理栄養士が参加していること。

期以上の患者（透析療法を行っている者を除く）に対し外来において，医師と看護師または保健師，管理栄養士等が連携して，重点的な医学管理を行うことについて評価する（350点／月，**表1-11**）。

● **緩和ケア診療加算・個別栄養食事管理加算**　　緩和ケア診療加算は，悪性腫瘍，後天性免疫不全症候群または末期心不全の患者のうち，疼痛，倦怠感，呼吸困難などの身体的症状または不安，抑うつなどの精神症状をもつ者を対象に，一定の施設基準や緩和ケアに関する資格基準を満たした医師，看護師，薬剤師からなる緩和ケアチームが構成されていることなどが算定条件となっている。緩和ケア診療加算を算定している悪性腫瘍の患者について，緩和ケアチームに管理栄養士が参加し，患者の症状や希望に応じた栄養食事管理を行った場合に算定できる（70点／日，**表1-12**）。

● **入院時栄養管理体制加算**[*]　　**特定機能病院**において，管理栄養士が患者の状態に応じたきめ細かな栄養管理を行う体制について，新設された。特定機能病院入院基本料を算定している患者に対して，管理栄養士が必要な栄養管理を行った場合に，入院初日および退院時にそれぞれ1階に限り270点加算できる。この場合において，栄養サポートチーム加算および入院時栄養食事指導料は別に算定で

特定機能病院
高度医療の提供，高度医療技術の開発・評価・研修の実施能力を備え，厚生労働大臣から個別の承認を得た病院。病床400以上などの要件があり，大学病院本院79を含む87病院がある（令和3年4月1日現在）。

きない。ほかにも，早期栄養介入管理加算・特定集中治療室管理料*〔入室した日から7日を限度に250点加算（入室後早期から経腸栄養を開始した場合には開始日以降400点)〕できるが，入院栄養食事指導料は別に算定できない。また，周術期栄養管理実施加算*は，総合入院体制加算または急性期充実体制加算の届出がある場合，270点加算する。

*診療報酬の算定方法の一部改正に伴う実施上の留意事項について，保医発0304第1号（令和4年3月4日）

2 介護保険制度における基本食事サービス(病院・老人保健施設・老人ホーム)

●**食事サービス：栄養管理・評価**　食事サービスは，入所者または入院患者の年齢，心身の状況に応じて適切な栄養量・内容の食事が提供されることが原則である。入所者は，それぞれの介護保険施設と食費の負担額を契約することとなっている。

- 管理栄養士による栄養改善サービス栄養マネジメント加算　14単位/日：低栄養状態の入所者に対して，管理栄養士が栄養計画作成，栄養食事相談等の栄養改善サービスを行った場合。
- 経口維持加算：経口により食事を摂取する者であって，摂食機能障害を有し，誤嚥が認められる入所者に対して，医師または歯科医師の指示に基づき，医師，歯科医師，管理栄養士，看護師，介護支援専門員その他の職種の者が共同して，入所者の栄養管理をするための食事の観察および会議等を行い，入所者ごとに，経口による継続的な食事の摂取を進めるための経口維持計画を作成し，計画に従い，医師または歯科医師の指示を受けた管理栄養士等が栄養管理を行った場合。
- 経口移行加算：栄養マネジメント加算が算定された条件下で，経口移行計画に従い，医師の指示を受けた管理栄養士または栄養士による栄養管理および言語聴覚士または看護職員による支援が行われた場合。
- 療養食加算：厚生労働大臣が定める療養食の提供が，管理栄養士または栄養士によって管理されている場合。

●**栄養ケア・マネジメント**　栄養ケア・マネジメントは，高齢者の低栄養状態等の予防・改善のために，個別に栄養ケアを行うことで，次のような手順で実施される。

- ①利用時における栄養スクリーニング
- ②栄養アセスメントの実施
- ③栄養ケア計画の作成
- ④利用者および家族へのインフォームド・コンセント
- ⑤栄養ケアの実施
- ⑥実施上の問題点の把握
- ⑦モニタリングの実施
- ⑧再評価
- ⑨栄養ケア計画の変更および退所（院）時の説明等

栄養ケア・マネジメントを行う際は，摂食能力が低下している者，栄養状態の悪い者に対して，食生活におけるどの段階（食品の購入・調理・食べ方・食品および献立）に問題があるのかを調べ，解決方法を考えることが必要である。

C 医療と臨床栄養

a 医療における栄養管理の意義

患者に対する栄養マネジメントは，健康の維持・増進，疾病の予防および早期治癒，QOL 向上のために欠くことのできないものである。患者の栄養ケアを効果的に行うためには，次のような栄養管理システムを構築することが必要である。

①栄養スクリーニング・栄養アセスメント：低栄養リスクを有する患者を抽出し，患者の栄養状態を評価して問題点を明確にする。

②栄養ケア計画の作成：①の結果に基づいて栄養ケア計画を作成する。

- 栄養補給計画…適正な栄養素の補給量,補給方法などを具体的に計画する。「いつ」，「どこで」，「誰が」，「何を」，「どのくらい」，「なぜ」，「どのように」提供するのかを具体的に検討する。

- 栄養教育計画…患者の食生活を，適正なものへと変容させるための方法を具体的に検討する。

- 多職種との連携…医師，看護師，薬剤師，理学療法士，作業療法士，言語聴覚士などの多職種と連携して，栄養ケア計画を検討する。

③栄養ケア計画の実施・チェック：栄養ケア計画の実施に際しては，PDCA サイクルにより，絶えずチェックし，ズレが生じた場合には修正していくことが必要である。

④定期的なモニタリング・評価：栄養リスクとしてあげられた問題の改善目標が，どの程度達成されたかを評価する。得られた結果は,②にフィードバックする。

b 医療における倫理

現在の医療の倫理の基となっているのは，患者中心の医療の倫理を基本とする生命倫理（bioethics：バイオエシックス）である。歴史的には，古典的なヒポクラテスの誓いがあったが，第二次世界大戦中に行われた非人道的な医療行為等が，戦後,社会的に大きな課題となり,1948 年に医師の倫理規範である「ジュネーブ宣言」において，「患者の健康を第一とする。人道に基づく法理に反して医学の知識を用いてはいけない」ことが定められた後にさまざまな経緯を経て，現在では，アメリカ型の４原則，欧州型の４原則にまとめられている（表1-13）。医療の場では，尊厳死，終末期医療など，多くの課題が存在している。医療に携わる専門職すべてが医療現場における倫理的な諸問題を的確に認識し，チーム医療として適切かつ迅速に対応することで，患者ケアの包括的アウトカムを向上させることが重要となってきている。

表1-13　**医療倫理における４原則**

アメリカ型の４原則　「ベルモントレポート」1978 年
1）自律尊重 respect for autonomy：自己決定権
2）無危害 nonmaleficence：患者にとって危害となるようなことはすべきでない
3）恩恵 beneficence：患者にとって恩恵となることはするべきだ
4）正義 justice：分け隔てなく平等に患者に恩恵を与えるべきだ　という考え方
欧州型の４原則　「バルセロナ宣言」1998 年
1）自律 autonomy：人間のもついくつかの能力（capacity）の総体
2）尊厳 dignity：人間やそれ以外の存在に道徳的地位を認める概念
3）不可侵性 integrity：人間が介入，改変すべきでない生命の核心部分を保護すべきである
4）脆弱性 vulnerability：①個人的な自律ができないものを保護する，②すべての人がもつ脆弱性と特定の個人や集団がもつ脆弱性を区別し自律の支援を行う　という考え方

表1-14　**管理栄養士・栄養士倫理綱領**

1．管理栄養士・栄養士は，保健，医療，福祉及び教育等の分野において，専門職として，この職業の尊厳と責任を自覚し，科学的根拠に裏づけられかつ高度な技術をもって行う「栄養の指導」を実践し，公衆衛生の向上に尽くす。
2．管理栄養士・栄養士は，人びとの人権・人格を尊重し，良心と愛情をもって接するとともに，「栄養の指導」についてよく説明し，信頼を得るように努める。また，互いに尊敬し，同僚及び他の関係者とともに協働してすべての人びとのニーズに応える。
3．管理栄養士・栄養士は，その免許によって「栄養の指導」を実践する権限を与えられた者であり，法規範の遵守及び法秩序の形成に努め，常に自らを律し，職能の発揮に努める。また，生涯にわたり高い知識と技術の水準を維持・向上するよう積極的に研鑽し，人格を高める。

資料）（公社）日本栄養士会（平成 14 年 4 月 27 日制定，平成 26 年 6 月 23 日改訂）

　管理栄養士には，チーム医療の中で多職種との連携やマネジメントを行い，的確な栄養ケア計画を作成し，それを実施，評価できる専門的な能力が求められている。その際，正確な情報収集・処理能力，適切な判断能力が要求されるとともに，その結果が直接，対象者の生命や健康に影響を与えることになる。

　そこで，管理栄養士として常に念頭に置かなければならないのが職業倫理である。職業倫理は，「ある職業に就いている個人や集団が職能としての責務を果たすために，自らの行為を管理する基準・規範」とされている。日本栄養士会では，平成14（2002）年に管理栄養士・栄養士の倫理綱領を定めた（**表1-14**）。医療における管理栄養士もこれらの点をわきまえ，エビデンスのある栄養管理を実施し，作為ある過失や無作為の過失などによって対象者に害を与えないことが重要である。

c　クリニカルパスと栄養管理 ◀36-111　35-112

１　クリニカルパスとは

　クリニカルパス（クリティカルパス）とは，一定の疾患をもつ患者に対して，入院時から退院時までに実施すべき検査，治療，処置，栄養ケアなどをエビデンスに基づいて整理し（EBM；evidence-based medicine），スケジュール表のようにまとめたものである。医療コストの削減につながる。

表1-15　栄養パスのポイント

- ●エビデンスや診療ガイドラインに基づいている
- ●栄養に関する診療ガイドラインとの併用ができている
- ●治療の一環としての栄養パスの情報開示をする
- ●栄養アウトカム（期待される結果やゴール）の設定が明示されている
- ●栄養バリアンス（アウトカムからの逸脱，例えば合併症の発症や入院期間の延長など）に対して，予測されるケアが設定されている
- ●臨床インジケーター（臨床栄養評価項目等の定量指標）が設定されている
- ●栄養に関するリスクマネジメントへの応用が可能である

●**クリニカルパス導入の目的**　医療の質を標準化し，医療の専門分化と高度化，複雑化による効率の低下を改善すること。現在，医療費の高騰が社会問題となっており，医療行為の効率化を推進することが重要課題となっている。

●**クリニカルパス導入の効果**　クリニカルパスは治療内容説明のシステムとして有効である。クリニカルパスに沿って説明を行うことで，患者は治療内容について十分理解した上で治療に臨むため，医療スタッフと患者の間で治療目的を共有することができる。このような点から，クリニカルパスの実施は，インフォームド・コンセント（p. 26, C－g参照）が必要となる。また，スタッフの教育ツールとしても活用されている。

② クリニカルパスの種類

クリニカルパスには大きく分けて，次の3種類がある。

①スタッフ用パス：患者へのかかわりや業務内容についてスタッフが相互に理解を深めるためのもので，各専門スタッフが担当する業務を，時間軸に従って記入する。疾患によっては管理栄養士用の**栄養パス**（表1-15）が作成される場合もあり，栄養ケアの目標，計画が記入されている。

②患者用パス：イラストを多用したり，わかりやすい言葉を用いるなど工夫されている。インフォームド・コンセントを得る際に使用される。

③ゴールのパス：患者の治療や看護ケア，栄養ケアの最終目標（ゴール）が明確に示されたものである。患者の目標状態をアウトカムという。

③ クリニカルパスの作成

クリニカルパスは，医療スタッフがそれぞれの専門性を発揮した医療が効率よく行われることを目的につくられる**診療計画**である。そのため，医師，管理栄養士，看護師，薬剤師などの医療スタッフがじっくり協議して，作成される（**表1-16**）。最近では，疾病の発症の急性期から集中的なリハビリテーション（リハビリ）などをする回復期，生活機能維持のためのリハビリをする維持期までの患者の診療計画表となる地域連携クリニカルパスも作成されている。地域の中核病院から開業医，介護保険施設などの間で共通した認識のもと，一貫した治療を実施することが可能となる。

　クリニカルパスを作成する際は，管理栄養士がどの段階までかかわるかは疾患によって異なるが，入院中の栄養管理，退院後の生活のための栄養教育など，どのよ

栄養パス
栄養療法が，ケアの重要部分を構成するクリニカルパスのこと。栄養パスの作成および使用に当たっては，管理栄養士が重要な役割を果たすことが条件とされている。

表1-16　糖尿病教育入院のクリニカルパス

●スタッフ用パスの例

日時＼項目	入院当日	2日目	3日目	4日目	5日目
達成目標	1．糖尿病である自覚を持てる　2．疾患の理解ができる　3．食事・運動療法が理解できる				
医師	・医師より入院の目的について説明	□眼科受診	□循環器受診　・集団栄養指導実施　・医師より糖尿病の合併症について説明	・医師より検査結果について説明	・医師より今後の治療について説明
看護師　治療・処置	・入院時のオリエンテーション　・身体計測実施：身長，体重，ウエスト，ヒップ　・体温，脈拍，血圧の測定　・リストバンド装着　・ビデオ学習の説明	・糖尿病の資料で説明　・翌日の食事負荷試験と血糖検査について説明	・朝6：00から蓄尿　・食事負荷試験と1日血糖検査実施		・糖尿病のまとめを説明　・退院の説明
	血糖日内変動	朝食前（　）後（　）　昼食前（　）後（　）　夕食前（　）後（　）　就寝前（　）後（　）	○SMBG	朝食前（　）後（　）　昼食前（　）後（　）　夕食前（　）後（　）　就寝前（　）後（　）	○SMBG
検査技師	採血，尿検査，レントゲンなどの検査　□採血　□尿　□レントゲン　□心電図　□予約検査：頭部MRI，腹部CT，腹部エコー	□腹部エコー　□尿中PCR　□ホルター ECG	・朝採血	・朝採血	・外来での検査について説明
管理栄養士	・個人栄養指導　・治療食（　）kcalの食事説明		・食事負荷試験説明　・集団栄養指導実施		・退院後の栄養指導について説明
理学療法士	・今後のリハビリ説明　・フットケア実施	・リハビリ（運動療法）実施	・リハビリ（運動療法）実施	・リハビリ（運動療法）実施	・退院後のリハビリ（運動療法）について説明
活動安静度	自由				
薬剤師	・現在の服薬確認　・服薬指導				・退院後の服薬説明
バリアンス	有　・　無	有　・　無	有　・　無	有　・　無	有　・　無
担当看護師名					

●患者用パスの例

日時＼項目	入院当日	2日目	3日目	4日目	5日目
達成目標	1．糖尿病である自覚を持てる　2．疾患の理解ができる　3．食事・運動療法が理解できる				
他科受診	他の科の診察があります。	□眼科	□循環器		
治療・処置・薬剤	・お薬は，今内服しているものを飲んでください。　・身体計測を行います：身長，体重，ウエスト，ヒップ　・体温，脈拍，血圧を測ります。　・リストバンドを装着します。	・リハビリ（運動療法）を行います。動きやすい服装でお待ちください。			
検査	採血や尿検査やレントゲンなどの検査があります。　□採血　□尿　□レントゲン　□心電図　□予約検査：頭部MRI，腹部CT，腹部エコー	□腹部エコー　□尿中PCR　□ホルター ECG	・朝6：00から蓄尿をします。　・食事負荷試験と1日血糖検査を行います。前日にご説明します。		
	血糖日内変動	朝食前（　）後（　）　昼食前（　）後（　）　夕食前（　）後（　）　就寝前（　）後（　）	○SMBG	朝食前（　）後（　）　昼食前（　）後（　）　夕食前（　）後（　）　就寝前（　）後（　）	○SMBG
食事・栄養指導	治療食（　）kcalの食事が提供されます		食事負荷試験のため，朝食は400kcalとなります。		
安静度	制限はありません				
清潔	決められた入浴時間にシャワーを浴びることが可能です。看護師にお声をかけてください。				
患者様およびご家族への説明・指導内容	・入院時にオリエンテーションがあります。　・医師より入院の目的について説明があります。　・個人栄養指導があります。　・お薬の説明があります。　・フットケアがあります。	・看護師より糖尿病の資料に沿って説明があります。　・糖尿病のビデオを見て学習します。　・SMBGの指導があります。	・医師より糖尿病の合併症について説明があります。　・集団栄養指導があります。　・糖尿病のビデオを見て学習します。	・医師より検査結果について説明があります。　・糖尿病のビデオを見て学習します。	・看護師より糖尿病のまとめを説明します。　・退院の説明があります。
バリアンス	有　・　無	有　・　無	有　・　無	有　・　無	有　・　無
担当看護師名					

うに組み込んでいくかを検討する必要がある。地域連携クリニカルパスにおいても，栄養・食事に関する内容を取り込むことが求められている。

d チーム医療

1 チーム医療とは

チーム医療とは，医師，管理栄養士，看護師，薬剤師，理学療法士，臨床検査技師などの各専門職が集まって一つの医療チームを結成し，協力して患者の治療に当たることである。

2 チーム医療の利点

チーム医療には各職種間，診療科間，部署間の壁がなく，医療施設全体が活動の場となるため，それぞれの専門職が知識を生かして担当の業務を行い，相互に意見を交換することで情報の共有化が可能となり，医療の質の向上を図ることができる。また，カルテの開示や診療内容のわかりやすい説明など，患者の立場を重視した医療が推進できることも利点といえる。

3 チーム医療の例

チーム医療の代表的なものに，栄養サポートチーム（NST；nutrition support team），感染制御チーム（ICT；infection control team）などがある。前述したクリニカルパスの作成や運用もその一つである。臨床栄養の場でのチーム医療として代表的なものは，NST である。

●栄養サポートチームの歴史　　1970 年代から急速に普及した中心静脈栄養法（TPN；total parenteral nutrition）の有効性や安全性を維持するためには，複雑な管理を必要とした。同年代初頭，適切な栄養サポートを実施するための院内栄養補給部門（NSS；nutrition support service）がボストンの病院で設置され，医師，栄養士，看護師，薬剤師等の専門職チームが組織された。Nehme らは，これらのチームによる TPN 施行患者に対するモニタリングは，1 人の医師によるものと比較して，電解質異常，高血糖，敗血症等の合併症の発症率に劇的な差があることを示した。その結果，急速に NST の概念が米国に広がり，1995 年には米国の 65％に設立されたが，現在は半数程度となっている。

日本では，1980 年代に，TPN の安全管理を目的としたチーム医療が実施された。1990 年代後半からは，NST が徐々に導入されるようになり，その後，平成 16（2004）年には，日本医療機能評価機構が示した病院の自己評価項目（Ver5.0）の中に栄養サポートチームの適切な活動が求められ，稼働施設が増加した。さらに，平成 18（2006）年には日本静脈経腸栄養学会（2020 年より日本臨床栄養代謝学会に名称変更），日本病態栄養学会，日本外科代謝栄養学会や日本医師会，日本栄養士会，日本看護協会，日本病院薬剤師会，日本臨床衛生検査技師会などの協力によって日本栄養療法推進協議会（JCNT；Japan Council for Nutritional Therapy）が設立され，全国の病院・施設で実施される栄養療法を保証する認定業務が実施された。定義は，「NST とは，医師や看護師，管理

表1-17　栄養サポートチーム（NST）の医療効果の例

①適切で質の高い栄養管理の提供
②栄養障害の早期発見と栄養療法の早期開始
③栄養療法による合併症の減少
④罹病率・死亡率の減少
⑤医療スタッフの知識・技術の向上
⑥在院日数の短縮と入院費の削減

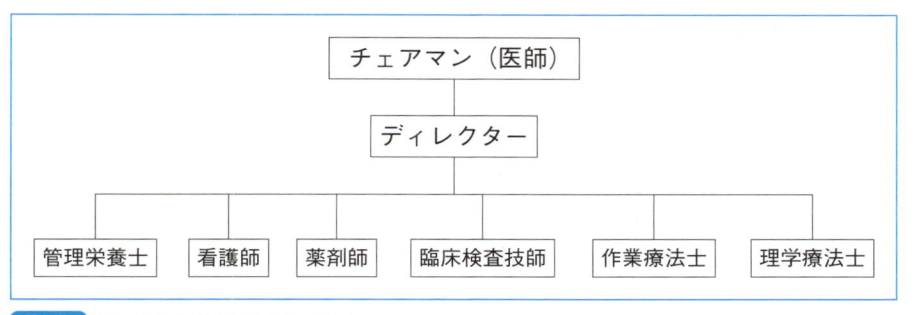

図1-3　NST を運営する組織の例

栄養士，薬剤師，検査技師などさまざまな職種がそれぞれの知識を持ち寄る，栄養管理のための専門チームのことである」。平成22（2010）年からは，診療報酬として栄養サポートチーム加算が設定され，全国的に病院で NST 活動が実施されるようになった。

●**栄養サポートチームのシステムと役割**　現在，日本では，全科型と呼ばれる病院全体の患者を対象としてチームが活動している病院が多い。チームのメンバーは**表1-8**（p. 13）に示した，医師，管理栄養士，看護師，薬剤師，その他の職種から構成され，特別な栄養管理の実施の必要性を判断するための栄養アセスメントの実施，適切な栄養管理が実施されているかの確認，合併症予防および早期発見・治療などの役割を担っている。

●**栄養サポートチームの医療効果**　NST の活動による効果としては，罹患率・死亡率が減少する，適切な栄養素材を用いて経腸・経静脈栄養を実施することで，無駄な医療費を削減できる，栄養療法施行時の機械的・代謝合併症の頻度の減少，入院期間の短縮および入院費の節減があげられる（**表1-17**）。

④　チーム医療における多職種の連携（チームワーク）

NST などのチーム医療を推進することにより，クリニカルパスや感染制御チーム（ICT）といったほかのチーム医療とのかかわりも生まれてくる。このようなチームが協力し合うことによって，さらに大きな効果がみられるようになる。こうした中，複数のチームを統括し，病院全体のリスクを包括的に回避するシステムを構築しようとするトータルセーフティマネジメントシステム（TSMS；total safety management system）という考え方が生まれた（**図1-3**）。

医療過誤や医療訴訟の原因は，全体の約70％が患者に対する思いやりの欠如，残り30％が安全な医療を提供できるシステムの欠如といわれている。患者に優しい

心をもつこと，安全な医療を提供するためのシステムを構築することが急務である。

⑤　チーム医療における管理栄養士の役割とリーダーシップ

栄養管理を適正に行うには，業務のシステム化とチームワークが必要となる。さらに，チーム内外での多職種との連携を可能にするには，リーダーが必要となり，栄養管理に関しては管理栄養士が担う場合が多い。

●**リーダーシップとは**　組織を率いる能力とされ，組織の方向性を考案し，運営する能力と資質が求められる。必要な能力として，判断力，適応力，コミュニケーション力，さらに情報収集やその分析力と判断力などがある。リーダーシップはトップやリーダーのみに求められるのではなく，組織のメンバー全員に必要とされる能力でもある。

●**リーダーシップの基本的要素**　リーダーシップの基本的要素には次の2つがある。

①組織や体制をつくる能力

②人間関係に配慮できる能力

①には集団とそれを取り巻く状況を把握し，目標達成のための方法，現状での問題点の解析，解決のための独創的な企画，さらにその実践のための組織化，体制化などの能力が必要とされる。②は管理者と部下との関係，メンバー同士の相互関係，さらに他組織との関係などに配慮し，これらの関係に親しみや温かみが保てるようにする能力である。

ⓔ リスクマネジメント

①　医療におけるリスクマネジメント

医療におけるリスクマネジメントの目的として，事故防止活動などを通じて組織の損失を最小に抑え，医療の質を保証することがあげられている。栄養ケア・マネジメントの各段階でも多くのリスクが存在し得る。医療では，健康を回復することを目的として外科的手術，投薬，放射線療法など，さまざまな医療行為が実施されるが，これには常にリスクが伴う。「人は誰でも間違える」という観点から，治療過程で絶対にミスがない状態で実施されるとはいえず，医療事故が起こる可能性があるということである。そこで，できるだけ医療事故が発生しないように組織的に対処し，システム化することをリスクマネジメント，または医療安全管理という。

②　医療事故と医療過誤

医療事故は，法的には，医療法に「当該病院等に勤務する医療従事者が提供した医療に起因し，又は起因すると疑われる死亡又は死産であつて，当該管理者が当該死亡又は死産を予期しなかつたもの」と定義されている。一方，厚生労働省では，表1-18のように定義している。

③　医療事故の原因

医療事故は，自然災害や機器故障によるもの，人の行為が想定から逸脱したもの（**ヒューマンエラー**）の3つに分けられる。ヒューマンエラーには，すべきことを

表1-18	医療事故の定義

　医療に関わる場所で，医療の全過程において発生するすべての人身事故で，以下の場合を含む。なお，医療従事者の過誤，過失の有無を問わない。
ア　死亡，生命の危険，病状の悪化等の身体的被害及び苦痛，不安等の精神的被害が生じた場合。
イ　患者が廊下で転倒し，負傷した事例のように，医療行為とは直接関係しない場合。
ウ　患者についてだけでなく，注射針の誤刺のように，医療従事者に被害が生じた場合。

資料）厚生労働省リスクマネージメントスタンダードマニュアル作成委員会：リスクマネージメントマニュアル作成指針（2000）

忘れてしまう，うっかりミス，また情報が正しく伝わらない（コミュニケーションエラー）などがあげられる。

4 ヒヤリハット事件

　日常的な医療行為の中で，患者には被害を及ぼさなかったが，「ヒヤリ」，「ハット」した事例とされている。例えば，ある誤った治療行為が実施されずに済んだが，もし実施されていれば，何らかの被害を与えていた場合や，患者には実施されたが，被害がなく，その後の観察も不要であった場合も含まれる。

5 医療施設での取り組み

　医療施設では，リスクマネジメント委員会，医療安全委員会等で組織的に医療事故防止体制を整備することが求められる。また，ヒューマンエラーが起きないように，施設内の施設・設備を人間工学的な観点から整備することや，コミュニケーションエラーが起こらないような情報伝達システムを構築することが必要である。

6 栄養ケアとリスクマネジメント

　栄養ケアにおいてもリスクマネジメントが不可欠である。例えば，経腸栄養関連では，注入量や注入速度の設定ミス，接続ラインのミスなどがあげられる。また，経口摂取では，指示された内容と異なった食事を提供することや，アレルギーへの対応ミスなどがあげられる。高齢者や摂食・嚥下障害患者では誤った食事が提供されることで死に至る場合など，取り返しのつかない事態となり得る。このため，栄養スクリーニング，栄養カンファレンス，栄養アセスメント，栄養ケア計画，栄養ケアの実施，モニタリングの各段階での，医療事故につながらないような対策が必要である。

f 傷病者の権利

◀36-111

1 傷病者の権利

　g 2 （p. 26）参照。

2 傷病者の心理

●アドヒアランス　　患者が医療側から治療に関して十分に説明を受けた上で，患者自身が積極的に治療に参加すること。栄養・食事指導や栄養管理の場でも，管理栄養士は患者に十分な説明を行い，患者自身が積極的に食事療法を実践していくことが大切となる。

●**コンプライアンス**　患者が医師，管理栄養士，薬剤師，看護師などから指示された内容を，指示の通りにきちんと守って実行すること。

●**セカンドオピニオン**　現在診療を受けている担当医とは別に，異なる医療機関の医師に第2の意見を求めること。

●**トリアージ**　災害発生時など多数の傷病者が出た場合に，緊急度や重症度に応じて治療優先度を決めること。

●**バリアンス**　クリニカルパスでアウトカムが達成されない状態。正のバリアンスでは予定よりも回復が早く，負のバリアンスでは予定よりも回復が遅い。

栄養教育の目的は，傷病者の食行動を適切な方向へ変容させることである。そのためには，傷病者自身が自らの意思で参加し，自身の力で問題解決法を見つけることが重要である。傷病者がそのような主体的な気持ちをもてるようにするためには，「どのような支援を行うべきか」，「どのようにしたら効率的に援助することができるか」，「傷病者とのコミュニケーションをとる際にどのような点に留意すればよいか」など，考える必要がある。

傷病者の**言語的表現**（例：言葉遣い，言葉の強さなど），**非言語的表現**（例：表情，目の動き，声，身振りなど）をよく観察し，傷病者の気持ちや伝えたいことを理解するように努め，傷病者の話を聞くときは，批判したり，意見を言ったり，望ましいと思う方向へ誘導しようとしたりせず，傷病者の話の内容やそれに込められた感情などをそのまま受け取ろうという気持ちをもつことが大切である。

また，傷病者の生活信条，生きがいなどを尊重し，傷病者の価値観を理解しなければ，その傷病者のQOLを向上させることはできない。傷病者の気持ちを無視したり，自分の意見を押しつけたりすれば傷病者の行動は変化しないばかりか，栄養指導の場から足が遠のいてしまう。

継続した栄養教育を行うためには，傷病者の気持ちや価値観を理解し，コミュニケーションをよくとった上で，一緒に行動を変えていくための方法を考える必要がある。

⑨ インフォームド・コンセント

1 インフォームド・コンセントとは

インフォームド・コンセントとは，患者が自分の病状や治療法，予後などについてしっかり理解できるような十分な説明を医療者側から受けた上で，自分自身の判断で治療に同意する，自分の意思で治療を選択するという手順のことである。

2 患者の権利

上記のような考え方は1964年に第18回世界医師会総会での「**ヘルシンキ宣言**」として初めて登場し，1981年の同総会で「**患者の権利に関する世界医師会リスボン宣言**」として明文化された。その後，リスボン宣言は，2005年の修正を経て現在に至る。

その内容としては，①良質の医療を受ける権利，②選択の自由の権利，③自己決

定の権利，④意識のない患者，⑤法的無能力の患者，⑥患者の意思に反する処置，⑦情報に対する権利，⑧守秘義務に対する権利，⑨健康教育を受ける権利，⑩尊厳に対する権利，⑪宗教的支援に対する権利の 11 項目について，詳細が記されている。

3 医療者の義務

　日本では，平成 9（1997）年に行われた医療法の改正により，インフォームド・コンセントは医師の努力義務として，明記されている。

　管理栄養士が栄養指導や栄養・食事療法などの栄養管理を行う場合にも，このような患者の権利を遵守しなければならない。管理栄養士は患者に対し，患者にわかりやすい表現を用いて，科学的根拠に基づいた説明を行わなければならない。

D　福祉・介護と臨床栄養

a 福祉・介護における栄養管理の意義

　福祉・介護においては，介護や食事サービスなどの生活支援を必要とする対象者が多い。その状態もさまざまであり，高齢者のように摂食・嚥下機能に障害をもち，これらが栄養状態の低下につながっていることがある。また，脳性麻痺，精神発達遅延などでは誤嚥，呼吸障害，胃食道逆流症などを伴うことや，心身障がい者（児）ではストレス，満腹中枢障害などで過食となり，これに生体内のホルモン動態の変化が伴って肥満になりやすくなる。したがって，個々の状況に応じて栄養管理を実

○ Column │ 医の倫理，生命倫理，守秘義務

●ヒトを対象とした研究倫理

　1960 年代にヒトを対象とした非倫理的な臨床研究の存在が社会問題となったことから生じた。この後，アメリカでは，ヒトを対象とした研究には事前に施設内審査委員会（IRB）の承認を得ることが必要となった。また，1980 年代以降，病院倫理委員会（HEC）が設置された。日本でも，平成 14（2002）年から疫学研究やヒトを対象とした研究倫理指針が，文部科学省・厚生労働省によって制定され，その後，幾度かの改訂を経て，平成 26（2014）年には，「ヒトを対象とする医学系研究の実施に当たり，全ての関係者が遵守すべき事項について定めたもの」として，「人を対象とする医学系研究に関する倫理指針」が文部科学省・厚生労働省により制定されている。

　世界医師会は，1948 年にジュネーブ宣言，1964 年にヘルシンキ宣言を採択し，ヒトが対象となる臨床研究において，医師が守るべき倫理規定を定めた。この後，インフォームド・コンセントを基盤とする生命倫理が確立され，数回の修正を経て，2000 年エジンバラ，2008 年ソウル，2013 年フォルタレザで，修正ヘルシンキ宣言が採択された。

●守秘義務

　医療者は，しばしば患者のプライバシーに深く立ち入って仕事を行わなければならない。その際に知り得た患者の個人情報を他者に漏らした場合，患者の人権を侵すことになる。そのため，医療者は業務によって得た情報の守秘義務を負っている。医師などの医療専門職者については法的に守秘義務が課されている。

　管理栄養士・栄養士も栄養指導や栄養管理で，患者の個人情報を知ることが多い。管理栄養士・栄養士にも医療人として守秘義務がある。

施することが重要である。

b 福祉・介護における管理栄養士の役割

管理栄養士は個々の栄養状態を把握し，主導的な立場で適切な栄養ケアを実施していくことが大切である。高齢者では低栄養状態が ADL（p.1）の低下や褥瘡発症の要因となる。さらにフレイルやサルコペニアは高齢者の要介護状態の引き金にもなることから，予防・改善のために適切な栄養管理が欠かせない。

c チームケア

要介護者等の福祉サービスにおいては，医師や管理栄養士，介護福祉士，看護師，保健師，理学療法士，作業療法士，社会福祉士などの医療，保健，福祉の専門職がそれぞれの専門性を発揮し，問題解決に当たることが必須であり，これをチームケアという。

低栄養状態が継続すれば，高齢者において疾病や ADL の低下，障害の併発へとつながる。そこで，栄養ケア・マネジメントにより，医師，管理栄養士，看護師，介護支援専門員，介護職員，言語聴覚士，理学療法士，作業療法士などの多職種協働で，リスクの高い低栄養状態を早期に発見し，適切な栄養ケアを実施することが重要である。これらにより，対象者の QOL が向上し，また介護費用の軽減にもつながる。

d 在宅ケアと施設連携，地域包括ケアシステム

在宅ケアとは，病院や福祉施設における急性期の医療・看護が終了した患者に対して，自宅で生活していくことができるよう，医療や介護の面で支援を行うことである。在宅ケアにより患者の自宅療養が可能になると，入院日数を短縮することができ，患者の QOL を向上させることにもつながる。これらが円滑に実施されるためには，市町村が中心となって地域の関係機関の連携体制の構築を図り，さまざまな機関が連携して，多職種協働により，包括的かつ継続的な在宅医療・介護の提供を行うことが必要である。表1-19に，関係機関の役割例を示す。

在宅訪問栄養指導も，在宅ケアの中で重要なものの一つとなっており，管理栄養士が患者の家を訪問し，患者本人やその家族が食事療法や栄養療法を管理できるように，調理指導や栄養指導を行う（表1-20）。その際，患者の栄養状態をみるだけでなく，学習能力や自己管理能力の程度，家族関係や患者への協力の程度，家庭内の設備，経済状態などを，十分に評価した後に指導を行うことが望ましい。

フレイル
老化に伴う機能低下（予備能力の低下）を基盤とし，健康障害に対する脆弱性が増加している状態。栄養・口腔ケア，運動，社会参加が重要。栄養面での改善が不可欠。握力低下，活動量低下，歩行速度の遅延，疲労感，体重減少のうち，2項目が当てはまればプレフレイル，3項目が当てはまればフレイル（フリード提唱）。

サルコペニア
加齢に伴う筋力の減少または老化に伴う筋肉量の減少をいう，①に加えて②または③を併せもつ場合に診断される。
①筋肉量減少，②筋力低下（握力など），③身体機能の低下（歩行速度など）
たんぱく質の十分な摂取が必要。レジスタンス運動も有効。フレイルと関連が深い。

表1-19 在宅ケアにおける施設の役割例

1）地域の医療機関：定期的な訪問診療の実施
2）在宅療養支援病院・有床診療所：急変時の一時的な入院の受け入れ
3）訪問看護事業所：医療機関と連携し，服薬管理や点眼，褥瘡などの看護ケアの実施
4）介護サービス事業所：入浴，排泄，食事などの介護の実施

表1-20　管理栄養士による居宅療養管理指導

計画的な医学管理を行っている医師の指示に基づき，栄養管理に係る情報提供および指導または助言を30分以上行う（月2回を限度，1単位は10円）。

	当該事業所の管理栄養士	当該事業所以外の管理栄養士
単一建物居住者が1人の場合	544単位	524単位
単一建物居住者が2～9人の場合	486単位	466単位
単一建物居住者が10人以上の場合	443単位	423単位

資料）指定居宅サービスに要する費用の額の算定に関する基準等の一部を改正する告示，厚生労働省告示第73号（令和3年3月15日）

　また，栄養面にかかわる，高度な技術を要する在宅医療としては，在宅中心静脈栄養法，在宅経腸栄養法，在宅透析療法，在宅酸素療法，在宅患者訪問褥瘡管理指導などがある。

　上記のように，養介護状態になっても住み慣れた地域で自分らしい生活を続けることができるよう，地域内で助け合う体制が地域包括ケアシステムである。つまり，自宅やサービス付き高齢者向け住宅のような「住まい」，急性期病院や回復期リハビリテーション病院，かかりつけ医，連携病院のような「医療」，訪問介護や通所介護のような「介護」，自治体，ボランティアのような「介護予防・生活支援」が一体的に提供される体制を指す。

　居宅療養管理指導は介護保険で，指定居宅療養管理事業所が請求拠点となる。在宅患者訪問栄養食事指導は医療保険で，病院・診療所などの医療機関が請求拠点となる。

問題 次の記述について○か×かを答えよ。

栄養ケア・マネジメント ··

1 栄養ケアの最終的な目的は，患者の QOL の向上である。
2 高齢者や，手術や重篤な疾患のある急性期疾患患者は，栄養ケア計画を立てずに対応していく。
3 栄養ケアは，医療機関等において疾患の治療や予防に必要な栄養管理を行うことをいう。
4 栄養カンファレンスでは，栄養アセスメントを行うための情報交換を行い，対象患者にとって最適な栄養ケアを検討する。

診療報酬制度における栄養サポートチーム加算 ····················

5 2000 年に新設された。
6 経口摂取できる患者は，算定対象にならない。
7 管理栄養士は，専従者になることができる。
8 療養病棟の患者は，算定対象になる。
9 算定患者数は，1 チーム 1 日当たり 50 人である。

チーム医療 ···

10 チーム医療には，NST，ICT，クリニカルパスなどがある。
11 クリニカルパスは診療計画であり，患者への治療内容説明には使用できない。
12 クリニカルパスには時間軸の概念が含まれる。
13 NST の導入により入院期間は短縮できるが，栄養管理上の経費節減にはつながらない。

解説

1 ○
2 × 高齢者において低栄養状態は，ADL の低下や，感染症の増加，余命の減少などにつながるため，特に栄養ケア計画を作成し，治療と予防に当たることが必要である。高齢者では，低栄養から寝たきり状態になることが多い。
3 ○
4 ○

---

5 × 2010 年に新設された。
6 × 算定可能である。
7 ○
8 ○
9 × 1 チーム 1 日当たりおおむね 30 人以内。

---

10 ○ NST は栄養サポートチーム（nutrition support team）。ICT は感染制御チーム（infection control team）。クリニカルパス（クリティカルパス）は，患者に対して入院時から退院時までに行うことを整理し，スケジュール表のようにまとめたもので，医師，看護師，管理栄養士，薬剤師などの医療スタッフで協議して作成する。
11 × クリニカルパスは診療計画であると同時に，患者への治療内容説明のシステムとしても有効である。インフォームドコンセントにも利用される。
12 ○ クリニカルパスには時間軸と治療過程で必要な項目の軸の 2 つがある。
13 × NST の導入により，食品素材などの適正な使用ができ，経費節減につなげることができる。

A　栄養アセスメントの意義と方法

　栄養アセスメントの目的は，栄養スクリーニングで抽出された対象者について詳細な栄養状態の判定を行うために，身体計測（anthropometric methods），生化学検査（biochemical methods），臨床診査（clinical methods），食事調査（dietary methods）の4つの観点から，主観的・客観的情報により総合的に評価・判定し，問題点を明確にすること（栄養診断）である。続いて，この問題点の解決が期待できる栄養ケア計画が作成される。栄養ケアの実施後，上記の項目は，その効果の判定を行うための指標として用いられる。

a　栄養スクリーニングの意義と方法◀

◀34-111

1　栄養スクリーニングの意義

　一定の集団に対して栄養スクリーニングを行うことで，低栄養のリスクがあるかどうかの判定，ふるい分けを行い，その中で低栄養のリスクの高い特定の対象者に対し，重点的に早期の適切な栄養改善プランを計画し実施することが可能になる。つまり，きめ細かな栄養アセスメントをすべての対象者に実施する必要はなく，栄養スクリーニングはその必要性のある栄養不良者の抽出に有効である（**表2-1**）。

2　栄養スクリーニングの方法

　BMI，一定期間の体重減少率，食欲状況，ADLの状況，急性疾患や慢性疾患の有無，精神健康状態の状況等の項目の中からいくつかを組み合わせて，低栄養リスク者を効果的に抽出できるような栄養スクリーニングツールが開発されており，**SGA**（Subjective Global Assessment），**MUST**（Malnutrition Universal Screening Tool），MNA®（Mini Nutritional Assessment），NRS（Nutritional Risk Screening）2002などがあげられる。これらのツールは施設の状況に合わせて用いられる。例えば，MNA®は原則として65歳以上の高齢者用，NRS2002はヨーロッパ静脈経腸栄養学会が開発したもので急性期の入院患者を対象としている。表2-2には英国静脈経腸栄養学会が提唱した低栄養状態患者抽出を目的としたMUST，

SGA
主観的包括的評価のこと。MUSTやMNAと異なり評価者の主観により判定され，スコア化しない。JSPENではすべての患者に実施を推奨している。

MUST
以前は在宅患者向けの指標に使用していたが，近年では急性期病院においても予後予測に有用とされる。

表2-1　栄養スクリーニングと栄養アセスメントの違い

	栄養スクリーニング	栄養アセスメント
対象者	主に入院患者全員	主に栄養管理が必要な人（スクリーニングでリスク有＋食事療法が必要な人）
目的 特徴 指標	低栄養リスク者の抽出 簡便 容易に入手できるものが適する	対象者の問題点を精査 主に下記4つの情報を精査する ①臨床診査　②臨床検査　③身体計測 ④食事調査

表2-2 MUST（Malnutrition Universal Screening Tool）

Step 1．BMI

	Score
□＞ 20（＞ 30 肥満症）	0
□ 18.5 ～ 20	1
□＜ 18.5	2

Step 2．体重変化率（最近 3 ～ 6 か月の意図しない体重減少）

	Score
□＜ 5%	0
□ 5 ～ 10%	1
□＞ 10%	2

Step 3．栄養状態に影響を与える急性疾患の有無
□現在，疾患が急性期にあり 5 日間以上経口的栄養補給ができない，もしくは予測される
　場合は 2 点加点する

Step 4．栄養状態の分類（Step1 ～ 3 までの合計点で分類）

Score		
0	Low Risk	低栄養のリスクはほとんどない
1	Medium Risk	低栄養のリスクは中等度である
＞ 2	High Risk	低栄養のリスクが高い

Step 5．栄養状態別栄養管理方法

Score

0　Low Risk　　基本的な栄養ケアの実施
　　　　継続的なスクリーニングの実施
　　　　病院 1/ 週　施設 1/ 月　地域 1/ 年（75 歳以上といった特別な配慮が必要な集
　　　　団に対して）

1　Medium Risk　　経過観察
　　　　3 日間の食事摂取記録結果から評価する
　　　　□適正摂取である　　継続的なスクリーニングの実施（病院 1 回 / 週　施設
　　　　　1 回 / 月　地域 1 回 /2 ～ 3 か月）
　　　　□摂取不足がある場合は医療的な栄養介入を実施する
　　　　　　（栄養介入の目標を設定し，栄養摂取量の改善や増加，経過の観察など栄
　　　　　　養介入計画を作成する）

2　High Risk　　栄養治療を開始する
　　　　管理栄養士や NST に栄養介入を依頼する
　　　　栄養摂取量に対して目標量を設定し，摂取量の改善・増加を図る
　　　　経過観察並びに栄養管理記録を病院であれば毎週，施設や地域では毎月記録する

(MUST is supported by the British Dietetic Association, the Royal College of Nursing, the Registered Nursing Home Association and the Royal College of Physicians)

表 2-3 には SGA を示した。これ以外にも管理栄養士が入院時に患者や家族と面接し，低栄養に陥るリスクとなる生活背景等を確認することや，栄養障害による特徴的な臨床徴候の確認，患者・家族への問診等による情報も必要な場合がある。

　栄養スクリーニングで中等度から高度の低栄養状態のリスクがあるとして抽出された対象者には，詳細な栄養アセスメントが必要となる。

③ 低栄養判定基準

　欧州，北米，アジア，南米の臨床栄養学会は低栄養の判定を標準化するために，低栄養判定基準として GLIM（p.9）を提唱した。わが国の診療報酬において，栄養管理体制の基準の明確化として，GLIM 基準を用いることが望ましいとされて

表2-3　主観的包括的評価（SGA）

1.　患者の記録	2.　身体症状
①体重の変化	①筋肉喪失（四頭筋，三角筋）
②食物摂取状態の変化	②皮下脂肪の減少（上腕三頭筋，胸部）
③消化器症状	
④機能状態（活動性）	③浮腫（下肢，仙骨部）
⑤疾患および疾患と栄養必要量の関係	④腹水

評価：1，2の項目などを基に3段階で評価する

　　　A：栄養状態良好　　　　B：中等度の栄養不良　　　　C：高度の栄養不良

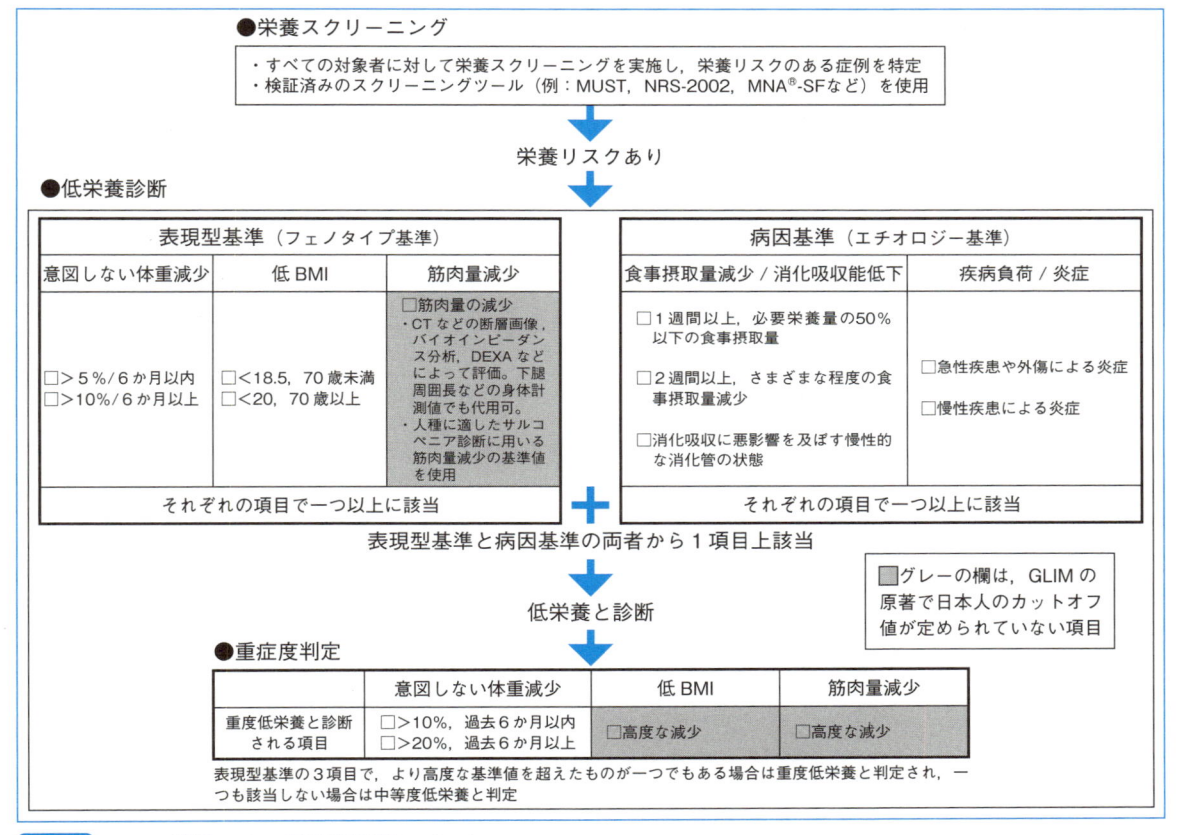

図2-1　GLIM基準による低栄養診断のプロセス

日本臨床栄養代謝学会 GLIM ワーキンググループ作成（2024.3.22 改訂版）

いる。GLIM はスクリーニングで低栄養のリスクがあった患者を対象に行い，重症度とともに判定するツールである。この判定を並行して臨床診査，身体測定，食事調査を基に詳細なアセスメントを行い，患者の栄養状態低下をもたらした原因を見つけ，栄養診断する（**図2-1**）。

b 傷病者への栄養アセスメント

◀36-118
35-113
34-118

　栄養アセスメントとは，栄養スクリーニングで低栄養状態が高リスクまたは高くなると判定された傷病者を対象に問診，臨床診査，身体計測，臨床検査，栄養・食

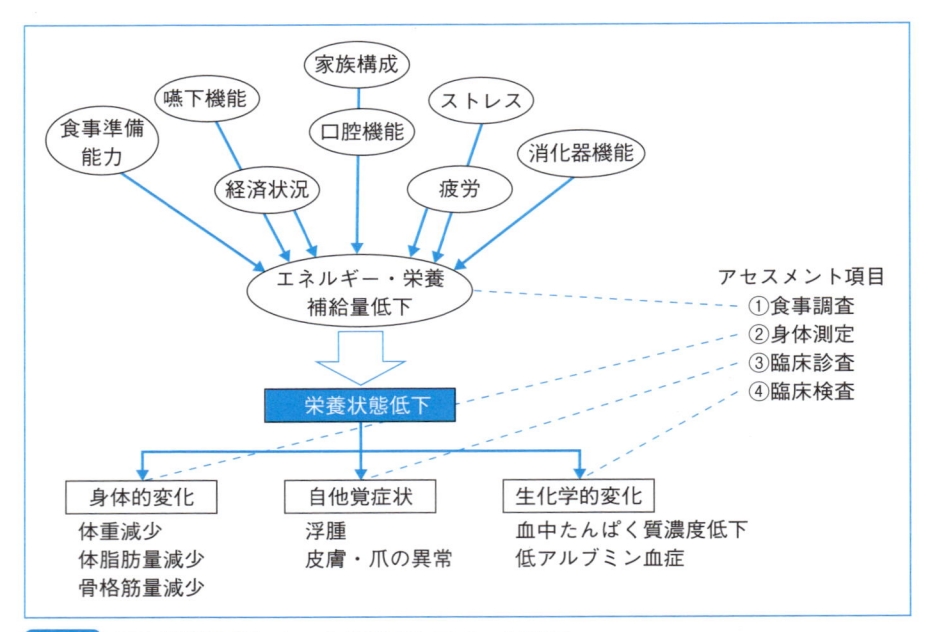

図2-2 栄養状態低下と4つの栄養アセスメント項目

低栄養状態の原因は，エネルギー・栄養補給量の低下で，結果が体重減少である。低栄養状態の結果として，ほかに血清アルブミン値の低下などの臨床検査値の変化，浮腫などの自他覚的症状の出現がある。低栄養状態は，臨床診査，臨床検査，身体計測，食事調査から総合的に判定する。

事調査を実施し，総合的な栄養状態の判定を実施することである。疾病や病態の特徴に合わせた臨床検査，栄養素等摂取量調査を実施する必要がある（**図2-2**）。傷病者は，内部環境の恒常性（ホメオスタシス）が崩壊したり，消化機能，呼吸機能，循環機能が障害されたりし，これらはエネルギーおよび物質代謝に変化をもたらす。これらの変化は，栄養状態のさらなる低下をもたらす可能性があり，栄養状態の低下は治療の遅延につながる。

　個人の栄養状態は生理的な必要量を充足しているかどうかによって決まり，その均衡が保持されている場合には栄養状態に問題は起こらない。ところが，代謝量の増加，体内からの栄養素喪失，慢性疾患の存在，急性疾患の発症，手術などの要因によって生理的必要量に変動が起こる。例えば，感染症，熱傷などの因子が加わると安静時エネルギー代謝量が亢進し，低栄養状態が継続して起こる飢餓状態では低下する。このため，適切なエネルギー補給量を決定するためには，間接熱量計により安静時エネルギー代謝量を測定することが望ましい。

1　エネルギーのアセスメント

　対象者がエネルギー過剰状態か不足状態にあるのかを判定する。体重・体組成に変化がなければ，エネルギー摂取量と消費量は等しいと考えることができる。

●**エネルギーの栄養指標**　　体重，体重減少率，体重増加率，BMI，上腕三頭筋皮下脂肪厚（TSF），肩甲骨下部皮下脂肪厚（SSF），上腕筋囲（AMC）など高齢者のエネルギー充足の評価に，TSF と AMC が有用とされている。

2 たんぱく質のアセスメント

たんぱく質は，内臓，筋肉，皮膚，毛，ホルモン，酵素，免疫体などの主成分である。これらの構成成分の状態と，摂取と喪失のバランスによりアセスメントを行う。

たんぱく質の不足は，成長障害，浮腫，腹水，食欲不振，下痢，疲労感，貧血，精神障害，感染症への抵抗力の低下などを招く。一方，たんぱく質の過剰は，腎臓への負担，高尿酸血症の誘因となる。アミノ酸は，グルコースや脂肪酸から新規合成できないため，エネルギー産生栄養素の中で最も重視すべき栄養素といえる。摂取不足の際は，体に蓄積している体たんぱくを異化することで主に補填される。したがって，筋肉量の低下がみられる。アセスメントでは上腕筋囲（AMC）がよく用いられている。たんぱく質が充足していてエネルギーが不足している場合も異化亢進するため，エネルギーとたんぱく質の両方を考える必要がある。また，経腸・経静脈栄養の投与量でNPC/Nを用いて算出しているのはこのためである。逆に，エネルギーがある程度充足していてたんぱく質が不足している場合も，体たんぱく質の異化は進むため，低栄養状態に陥る。これをクワシオルコルと呼び，エネルギーがある程度供給されているため，体重減少は比較的小さく，アセスメントは筋肉量の評価が重要となる。

3 炭水化物のアセスメント

炭水化物は，グルコースとして脳，神経組織，赤血球，腎尿細管，精巣などのエネルギー源となる。炭水化物の摂取不足はエネルギー摂取不足の原因となり，**マラスムス**型の栄養障害となる。

グルコース（エネルギー）が不足すると，体たんぱく異化が亢進し，主にアミノ酸から糖新生されるが，グルコースの替わりとなるエネルギー源である，ケトン体の合成も亢進する。

●**炭水化物の栄養指標**　血中ケトン体，尿中ケトン体，上腕筋囲（AMC）

4 脂質のアセスメント

脂質は，体内の最大のエネルギー貯蔵器官となり，細胞膜の構成成分やホルモンの主成分ともなる。また，生理活性物質である**エイコサノイド**を生成する。

脂質の中で必須脂肪酸が欠乏すると，成長不良，皮膚炎，血小板減少，脱毛症，末梢神経障害を招く。過剰摂取は肥満や脂質異常症を招く。

5 ビタミンのアセスメント

血清**ビタミン**濃度を臨床の場で測定することは少ないので，摂取量の過不足による自他覚症状の有無に注意し，必要に応じて血清濃度を測定してアセスメントを行う。

●**ビタミンの栄養指標**

①ビタミンA：血清β-カロテン，血清レチノール（高度な欠乏状態で低下）
②ビタミンB$_1$：全血ビタミンB$_1$，赤血球トランスケトラーゼ活性
③ビタミンB$_2$：全血ビタミンB$_2$，赤血球グルタチオン還元酵素
④ビタミンC：血清アスコルビン酸
⑤ビタミンD：血中25-ヒドロキシビタミンD，血清アルカリホスファターゼ活性

マラスムス
たんぱく質とエネルギーが共に欠乏する飢餓状態に基づく栄養障害。体脂肪，体たんぱく質の減少がみられる。血清アルブミン値は比較的正常域に保たれる。

エイコサノイド
脂肪酸代謝の過程で生成される生理活性物質の総称。プロスタグランジン，プロスタサイクリン，トロンボキサン，ロイコトリエンなどがあり，合成された局所でホルモン様の作用を示す。

ビタミン欠乏症
ビタミンA：夜盲症
ビタミンB$_1$：脚気
ビタミンB$_2$：口内炎，口角炎
ビタミンB$_{12}$：ハンター舌炎，悪性貧血
ビタミンC：壊血病
ビタミンD：くる病

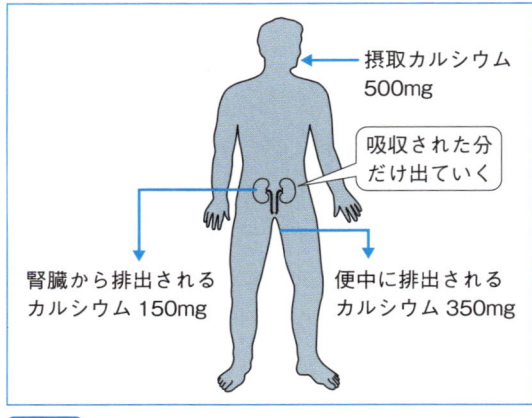

恒常性によって体内環境が保たれ，妊娠期を除く成人でのミネラル・水分の体内量は常に一定である。中程度の摂取不足による血清濃度の低下はみられず，高度な欠乏状態で低下する。摂取量過不足の評価は，摂取量および排泄量を指標とする。しかし，ミネラル・水分の排泄不全（腎症），過剰損失（下痢）等の場合は，恒常性が破綻し，血清濃度の変化や浮腫・脱水の症状が現れる。

図2-3　体内カルシウムの恒常性

6　ミネラルのアセスメント

ミネラルの働きは，①骨や歯を形成する，②たんぱく質や脂質の成分，酵素の補助因子，ホルモンの成分となる，③浸透圧や酸・アルカリ平衡の調整，筋肉・神経などの刺激に関与して生体機能の調節を行う，などである。これらの機能評価によって，ミネラルの過不足が推測できる。また，ミネラルには特異的な欠乏症・過剰症があり，症状から過不足を判定することもできる。

●ミネラルの栄養指標　ミネラルと水分は，成人（妊娠期を除く）では体内量が常に一定であり，アセスメントの際には恒常性について考える必要がある（**図2-3**）。高度な欠乏状態では血清濃度の低下がみられる場合があるが，低・中程度の不足では低下はみられない。摂取量過不足の評価は，食事調査や尿中排泄量を指標とする。ミネラルの排泄不全（腎症）の場合は，血清濃度の変化や浮腫の症状が現れることがあり（恒常性の破綻），食事摂取の制限が必要となる。

7　水分のアセスメント

ミネラルと同様，恒常性が破綻していないかを把握する。水分の排泄不全が認められる場合は，尿量を評価する。水分喪失が認められる場合は，十分量投与が必要となる。

c 栄養アセスメントの具体的方法；問診，臨床診査，身体計測，臨床検査，栄養・食事調査

◀36-113
36-118
34-118

栄養状態の良否により出現する症状・徴候（symptom：浮腫，脱水，黄疸，下痢，便秘など）の観察や，心理的な問題，食歴，運動量，体重の変化などの問診（inquiry）を行う。

●身体観察　体全体を系統立ててみていくことで，見落としを防げる。

●問診　患者の栄養状態を把握する上で重要な役割を果たす。栄養士が問診を行う場合は，医師が診療録に記載した事項を前もって確認した上で，より深く聞いたほうがよいと思われる項目を中心に質問していくと効率がよい。

1 病歴（患者背景）●

　管理栄養士として，主訴，現病歴，家族歴，既往歴（past history），生活歴，社会的状況等を把握する。主訴からは，意図しない体重減少，全身倦怠感，易疲労感や身体各部位における自覚症状の訴えを聴いたり，他覚症状を確認し，どのような栄養障害があるかを推定する（詳細は「2●臨床診査」を参照）。また，その栄養障害と疾患，生活歴等の関連性について分析していくことが求められる。

●**現病歴**　　現病歴は，患者が訴える症状の発生から現在までの経過を聴くことである。管理栄養士は，栄養状態に影響を与えた情報を把握することが重要となる。例えば，食事摂取量の減少はいつから現れたか，食べられなくなるときはどのようなときか，食事量はどのように変化しているか，以前にも食事量の減少はあったか，そのときはどのように対処したか，現在服用している薬はあるかなど，具体的な情報を聴き出す。

　　主訴で述べられた症状について，以下のような質問をする。

- ・いつから現れたか
- ・どのように変化しているか（例：軽くなった，重くなったなど）
- ・以前に同様の症状はあったか，そのときはどのように対処したか
- ・現在服用している薬はあるか

　患者自身が「急激に発症した」と訴える場合でも，実際には慢性的に経過してきた結果，発症に至ったという場合があることに留意する。特に栄養障害による症状には，発症までに長い年月を要するものが多くみられる。

●**既往歴**　　これまでにかかったことのある疾患名すべてと，その重症度，罹患期間，治療の経過などを質問する。アレルギー，薬物過敏症，事故などの受傷歴，手術，輸血，予防接種，海外生活の経験などについても聴く。

　　全く関係がないと思っていた過去の疾患が，現在の疾患に深くかかわっていたという場合もあるため，既往歴は必ず聴くようにする。

●**家族歴**　　患者の家族や親族が過去または現在にかかったことのある疾患，死亡原因を質問する。遺伝や家庭環境が大きな要因となって発症する疾患がある（例：糖尿病，脂質異常症，高血圧など）。

●**生活歴**　　生活パターン，日常的に服用する薬剤などを把握し，栄養状態との関連性を把握する。例えば，ステロイド剤は食欲亢進を招き，体重増加へとつながったり，薬剤による栄養素の吸収障害，代謝障害に影響を与える場合がある。

2 臨床診査●

　栄養障害に関連して出現する身体のさまざまな徴候や健康・栄養状態に影響を与える因子である。自他覚症状を把握する。自覚症状は，対象者から聴き取る必要がある。

　他覚症状や栄養障害による理学的所見（physical findings）は，視診，触診，聴診，打診などによって把握する。鉄欠乏性貧血時には爪が薄く，脆弱化する，ビタミンC欠乏時には歯肉の腫大が出現するなど，栄養素の欠乏によって特有の症

　状を呈するので，全体的な外観，発育度，活気，毛髪，皮膚，顔面，目，口唇・口腔粘膜，爪などの所見について注意深く観察することが大切である。

自他覚症状

1 体重の変化

●原因　①食生活の変化，②運動量の変化，③長期の食欲不振，④味覚の変化，⑤咀嚼・嚥下障害，⑥内臓疾患，⑦心身症による摂食障害　など

2 食欲不振

　食べることへの意欲（食欲）が低下または欠如している状態。

●原因　①中枢性（精神・神経性），②中毒性（細菌，薬物など），③内臓性（消化器系疾患，アレルギーなど），④欠乏性（栄養不良）

3 味覚の変化

●原因　亜鉛不足，加齢，神経障害（アルツハイマー病，鼓索神経障害など）など

4 皮膚症状

　全身の栄養状態を反映する。主な例を以下にあげる。

- ・セロファン様皮膚：たんぱく質不足
- ・じんましん：食事性中毒疹
- ・鱗屑：ビタミン A，亜鉛，必須脂肪酸不足
- ・紫斑：ビタミン C・K 不足
- ・毛包角化症：ビタミン A・C 不足
- ・褥瘡（床ずれ）：たんぱく質，亜鉛不足
- ・柑皮症：眼球結膜以外の黄色色素沈着がみられる。カロテン過剰摂取
- ・ツルゴール（皮膚のハリ）低下は脱水の徴候を示すことになる

5 頭髪

　細く，つやがない場合は，たんぱく質欠乏を疑う。

6 眼・眼球

　眼瞼蒼白は貧血の共通症状であり，鉄，ビタミン B_{12}，葉酸欠乏が関連する。角膜乾燥症，結膜乾燥症では，ビタミン A 不足を推定できる。部分的眼球運動障害は，ビタミン B_1 欠乏によるウェルニッケ・コルサコフ（Wernicke-Korsakoff）症候群を推定できる。

Column | 問診における生活歴の把握

　食事パターン，嗜好，食物アレルギーの有無，サプリメントの使用，ダイエット歴，アルコール歴，体重歴，食欲，家族構成，経済状況，運動習慣，通院歴などについて聴く。

　生活歴は，管理栄養士が患者の栄養状態を把握するために重要な項目である。患者の現在の栄養状態は，長い間生活してきた環境によるところが大きい。生活歴を聴くことによって，栄養素の欠乏や生活習慣病などの原因を知ることができる。また，食事療法を行う場合は，患者の食習慣や食事提供者について知っておくことが必要になる。

表2-4　浮腫の原因

1　血漿膠質浸透圧の低下	低アルブミン血症が原因 ・ネフローゼ症候群（アルブミンの大量尿中排泄） ・蛋白漏出性胃腸症（アルブミンの大量便中排泄） ・肝硬変（肝臓でのアルブミン合成能の低下） ・クワシオルコル（たんぱく質食事摂取量不足）
2　血液循環不全	心不全による心機能大幅低下が原因の ・右心不全：肺に虚血，全身にうっ血が生じるため，四肢の浮腫と腹水 ・左心不全：全身に虚血，肺にうっ血が生じるため，胸水，肺水腫 心拍出量が低下すると腎血流量が低下し，糸球体濾過量の低下をもたらす
3　糸球体濾過量の低下	腎機能が著しく低下すると乏尿・無尿状態となり，水分が蓄積し浮腫

表2-5　脱水の原因と症状

	高張性脱水	低張性脱水	等張性脱水
水の移動等	水分欠乏型脱水 内液から外液へ水移動	ナトリウム欠乏型脱水 外液から内液へ水移動 循環血液量減による循環障害	高張性と低張性の混合型脱水 水の移動なし
原因	水分摂取不能，排泄過剰　など	嘔吐，下痢，出血　など	
症状	口の渇き，尿量減少，高熱　など	全身倦怠感，立ちくらみ，食欲不振　など	

血漿膠質浸透圧
膠質はコロイドのこと。半透膜を介した溶液と溶媒の行き来が起こる圧の差を浸透圧という。血漿膠質浸透圧は毛細血管に一定の水分を保持するために必要な浸透圧のこと。これを保持するには，アルブミン等の一定以上のたんぱく質(特にアルブミン)が存在していることが必須である。血清アルブミンが低下すると，血管内から組織側に水分が移動することになる。

7　口唇・口角

口唇の亀裂や発赤はビタミン B1 不足，口角炎はビタミン B2 不足を疑う。

8　舌

舌乳頭の萎縮は鉄，ビタミン B12 不足が原因となることがある。粘膜の発赤，潰瘍の形成，腫脹などの症状を呈する場合には，ビタミン B12 欠乏によるハンター舌炎と推定できる。

9　歯肉

ビタミン C 不足により易出血，歯肉の後退などが出現する。

10　神経

運動失調，末梢神経障害は，ビタミン B1，B2，B12，葉酸欠乏が疑われる。

11　浮腫

体液，特に組織液が増加してむくみが生じている状態で，下腿と顔面に出やすい。特に，下腿の浮腫は，下腿前面の脛骨部を圧し，陥没の存在の有無で判定する。
原因として，表2-4 が考えられる。

12　脱水

体液量，特に細胞外液量（ナトリウムと水）が欠乏した状態である（表2-5）。

13　黄疸

原因は，高ビリルビン血症。胆汁色素（**ビリルビン**）の血中総量が 2mg/dL 以上（健常者は 1mg/dL 以下）に増加し，皮膚や眼球結膜などの粘膜が黄色く着色

ビリルビン
赤血球の老廃物。肝臓により胆汁中へ排泄される。

表2-6　間接型あるいは直接型ビリルビンと黄疸

間接型ビリルビンが増加する黄疸	溶血性黄疸	溶血性疾患や大量輸血などによる黄疸	
	体質性黄疸	肝臓へのビリルビンの取り込み・抱合過程に先天的な異常がある場合に起こる黄疸	
直接型ビリルビンが増加する黄疸	肝細胞性黄疸	原因：肝細胞障害	
	肝内胆汁うっ滞性黄疸	原因：肝臓内胆管のびまん性疾患　など	排泄胆汁の不足により脂肪の消化・吸収能が低下するため，脂肪の摂取量を減らす必要がある
	肝外胆汁うっ滞性黄疸（閉塞型黄疸）	原因：胆石，胆管がん，膵臓がん　など	

表2-7　急性下痢と慢性下痢

	急性下痢	慢性下痢
持続期間	発症後2週間以内	発症後2週間以上
原因	感染性，中毒性，冷え，過食，アレルギー，消化不良　など	胃，大腸，小腸，膵臓，肝臓などの機能異常

した状態。肝疾患の重要な症状である。要因は，主に2つある。

①ビリルビン排泄不全：主に肝臓，胆管に障害が生じた場合（肝炎，肝硬変），

②ビリルビン生成増大：赤血球の破壊が亢進した場合（溶血性貧血）

なお，ビリルビンには，間接型と直接型がある（表2-6）。

●間接型（非抱合型）ビリルビン　　肝細胞を通過する前のビリルビン。非水溶性のため，尿中に排泄されない。

●直接型（抱合型）ビリルビン　　肝細胞に取り込まれた間接型ビリルビンがグルクロン酸抱合を受け，水溶性となったもの。

補足　柑皮症（p.38）では，黄疸と同様に皮膚が黄色くなるが，粘膜は黄色くならず，血中ビリルビン濃度も正常である。

14　発熱

体に何らかの異常が起こった場合，体温を上昇させて体を防衛しようとするために起こる。体温1℃の上昇で安静時エネルギー消費量が15％上昇する。

●原因　　①感染症（インフルエンザ，結核，肺炎，急性虫垂炎など），②膠原病，③白血病・悪性リンパ腫，④薬物アレルギー

15　下痢

1日の糞便の重量が200g，または，糞便中の水分量が200mLを超える状態。頻度はあまり問題にされない。急性または慢性に起こる（表2-7）。重度の下痢は，脱水の原因となる。疾患によるものは給与した栄養素によるところが大きいため，どのような料理を食べた後に生じたか，特に脂肪の質と量に留意する必要がある。

16　便秘

排便が1週間に2回以下の場合（正常な排便は通常週3回以上とされる）。ただし，1週間に3回以上排便があっても，量が少なく硬い，腹部に不快感・膨張感が残っているといった場合は便秘という。器質性にも機能性にも発症する（表2-8）。

長期療養施設（介護医療院），高齢者福祉施設で生活する高齢者は，地域（在宅）

| 表2-8 | 便秘の原因 |

		原　因
器質性便秘		①腸疾患：腸狭窄，腸下垂症　など ②腹腔内臓器の腫瘍・炎症：肝臓の腫瘍，膵臓・子宮の腫瘍または炎症，胆道の炎症，慢性腹膜炎　など ③内分泌性疾患，神経疾患，薬物中毒　など
機能性便秘	一過性単純型便秘	食物・生活の変化，精神的要因　など
	弛緩性便秘	加齢などによる腸ぜん動刺激・腸管運動・分泌機能の低下
	直腸性便秘	便意抑制，肛門疾患，浣腸や下剤の乱用　など
	けいれん性便秘	大腸の一部でけいれんが起こり便が詰まる
	過敏性腸症候群	腸に器質的な変化はなく，主に精神的ストレスのため便秘や下痢を呈する。下痢型，便秘型および下痢と便秘を繰り返す３つの型に分けられる

で生活する高齢者と比べて便秘の頻度が非常に高い。対策として下剤が使用されるが，改善する例は50％程度で，逆に下痢になってしまう場合もある。

3　身体計測●

　人体を構成している骨格，筋肉，体脂肪などの成分は，栄養素の組み合わせである。おのおのの成分は組織として機能しつつ，栄養素の貯蔵庫としての役割も果たしている。身体構成成分を知ることができる最も簡単で非侵襲的，経済的な栄養スクリーニングの方法は身体計測である。

　身長，体重，体脂肪率，皮下脂肪厚，上腕囲，その他の周囲長などを計測することで，体組成成分の中のたんぱく質，脂質などの栄養状態を判定するものである。体重は標準体重や通常時の体重と比較することで，栄養状態を判定できるし，上腕三頭筋皮下脂肪厚は体内の脂肪量とよく相関する。周囲長の中で腹囲は上半身肥満か下半身肥満かの指標として用いられ，男性で85cm以上，女性で90cm以上で，内臓脂肪型肥満と判定される（p.44）。体脂肪率はインピーダンス法，二重エネルギーX線吸収法（DEXA法）などの方法で計測される（p.43）。身長と体重を組み合わせて，BMI〔体重（kg）／身長（m）^{2}〕を算出し，肥満の判定に用いる。また，上腕三頭筋皮下脂肪厚と上腕囲から算出される上腕筋囲は体内の骨格筋量とよく相関するので，たんぱく栄養状態を反映する指標の一つとなる。

　それぞれの身体計測を実施する場合には，正しい計測方法を習得することが重要である。特に皮下脂肪測定では，測定誤差を少なくするために，訓練を受けた測定者が同一被験者について行う。

1　測定項目

●身長・体重　　BMIや標準体重，％平常時体重，体重減少率などの体格指数が導き出される。対象者が寝たきりの場合や脊柱後弯症等で身長計測ができない場合などは，膝高（KH；knee height）と年齢を用いて推定する方法がある。また，膝高，上腕周囲長（AC；arm circumference），三頭筋皮下脂肪厚（TSF；triceps skinfold thickness），年齢を用いて体重も推定することができる。

身長推定式

男性　64.02＋2.12×膝高（KH：cm）－0.07×年齢（歳）±（3.43）

女性　77.88＋1.77×膝高（KH：cm）－0.10×年齢（歳）±（3.26）

体重推定式

男性　1.01×膝高（KH：cm）＋2.03×上腕周囲長（AC：cm）＋0.46×上腕三頭筋
皮下脂肪厚（TSF：mm）＋0.01×年齢（歳）－49.37±（5.01）

女性　1.241×膝高（KH：cm）＋1.21×上腕周囲長（AC：cm）＋0.33×上腕三頭
筋皮下脂肪厚（TSF：mm）＋0.07×年齢（歳）－44.33±（5.01）

●**体重減少率**　　体重は，体重そのものだけでなくその減少率も重要な指標となり，体重減少率からエネルギー不足を推定することができる。6か月以内に10％以上の減少がみられる場合は高リスク（p.55，Column 参照）で，特に短期間における減少ほど重大な問題となる。

・体重減少率（％）＝｛平常時体重(kg)－現体重(kg)｝／平常時体重(kg)×100

・BMI（body mass index）（kg/m²）＝体重(kg)／身長(m)²

・標準体重（IBW；ideal body weight）（kg）＝身長(m)²×22

・％標準体重（％IBW）＝現体重(kg)／標準体重(kg)×100

・平常時体重（UBW；usual body weight）

・％平常時体重（％UBW）＝現体重(kg)／平常時体重(kg)×100

●**上腕周囲長**（AC；arm circumference）　　利き腕でない上腕の中間点（肩甲骨肩峰突起部と尺骨肘頭突起部の中間点）の周囲長を測定する。主にエネルギー摂取状況を反映し，上腕筋囲の算出に用いられる。

●**上腕筋囲**（AMC；arm muscle circumference）　　以下の計算式にて算出する。体たんぱく質量の指標として用いられる。

AMC（cm）＝AC（cm）－3.14（π）×TSF（mm）/10

●**上腕筋面積**（AMA；arm muscle area）　　以下の計算式にて算出する。体たんぱく質量の指標として用いられる。

AMA（cm²）＝〔AMC（cm）〕²/4π

●**上腕三頭筋皮下脂肪厚（TSF），肩甲骨下部皮下脂肪厚（SSF）**　　TSF，SSF ともに3回連続測定して，平均値を用いる。

・上腕三頭筋皮下脂肪厚（TSF；triceps skinfold thickness）：利き腕でない上腕の中間点（肩甲骨肩峰突起部と尺骨肘頭突起部の中間点）の皮下脂肪厚を測定する。体脂肪量（率）を反映する指標として用いられる。

・肩甲骨下部皮下脂肪厚（SSF；subscapular skinfold thickness）：肩甲骨の最下突起部の皮下脂肪厚を測定する。体脂肪量（率）を反映する指標として用いられる。

●**膝高**（KH；Knee height）　　仰臥位で対象者の左膝と左足首をそれぞれ直角に曲げて，専用のキャリパーで左足踵の下から，左大腿の前面上の膝蓋から約5cmに位置する大腿関節丘までを計測する。寝たきり，車椅子生活の高齢者な

どで，身長の推定に使用される。

- ●**下腿周囲長**（CC；calf circumference）　体重や BMI との相関が高いとされている。計測は，麻痺や拘縮のない脚で専用のインサーテープなどを用いて実施する。計測部位は，下腿の最も太い位置とする。
- ●**腹囲**　呼気時の臍囲の周囲長のことであり，日本では，内臓脂肪蓄積の基準値 $100cm^2$ に相当する基準として，男性 85cm，女性 90cm が定められている。
- ●**身体構成成分**　**生体電気インピーダンス法**（BIA；bioelectrical impedance analysis）を用いた機器により，除脂肪量（FFM），体脂肪，体内水分等を測定することができる。二重エネルギー X 線吸収測定法（DEXA 法；dual-energy x-ray absorptiometry）により，骨密度や脂肪，除脂肪組織の測定に利用される。

2 身体計測値を用いた栄養評価

身体計測値は，静的アセスメントで，ⓐ一時点での値の絶対評価，ⓑ経時的な値の変化量の評価がある。体重は BMI での判定が普及している。肥満症診療ガイドラインを使用してⓐを評価する（**表2-8**）。低栄養リスク者の場合，脂肪量は TSF，筋肉量は AMC をよく使用する（ⓐの判定には JARD2001 を基準にする）。

●**エネルギーの貯蔵状態のアセスメント**

① BMI　体重（kg）/ 身長（m）^{2}

体格指数ともいわれ，肥満の判定基準として用いられる。BMI が 25.0kg/ m^2 以上は肥満，18.5kg/m^2 未満は低体重とされる（**表2-9**）。ただし，臨床的な肥満の評価は体脂肪の分布状態も併せて行うべきであり，BMI だけでは栄養状態は判断できない。

上肢や下肢を失った場合は，**図2-4** に示すような各部位が体重に占める割合によって，標準体重を算出する（例：右上肢を失った者の標準体重は，健常者の標準体重－6.5%）。

生体電気インピーダンス
水分を多く含む筋肉には電気抵抗が低く，脂肪組織には電気抵抗が高い原理を利用する。運動，食事，入浴などで影響を受ける。

JARD2001
日本人の新身体計測基準値。上腕筋囲（AMC），下腿周囲長（CC），上腕三頭筋皮下脂肪厚（TSF）など，年齢・性別の標準値が掲載され，指標となっている。

表2-9　肥満度分類

BMI（kg/m^2）	日本肥満学会（2022）		WHO 基準
BMI<18.5	低体重		Underweight
18.5 ≦ BMI<25	普通体重		Normal range
25 ≦ BMI<30	肥満（1 度）		Pre-obese
30 ≦ BMI<35	肥満（2 度）		Obese class I
35 ≦ BMI<40	高度肥満	肥満（3 度）	Obese class II
40 ≦ BMI		肥満（4 度）	Obese class III

高度な肥満は，病態や合併する健康障害などについて，高度でない肥満とは異なった特徴をもつため，BMI ≧ 35 を高度肥満の定義とする。
資料）日本肥満学会：肥満症診療ガイドライン 2022，p.1，2，ライフサイエンス出版，2022

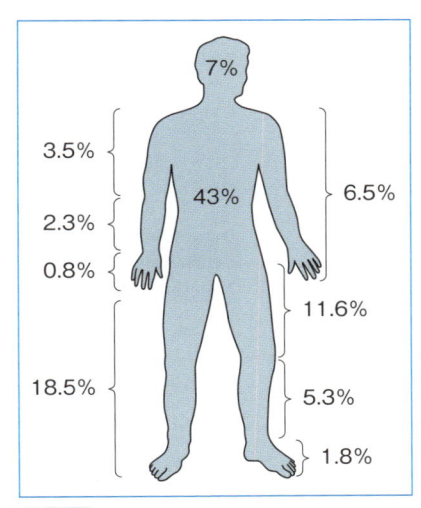

図2-4　人体における各組織別の重量比
資料）Brunnstrom, M.A.

②体脂肪率

体重に占める脂肪の割合。BIA 等の計測値を用いる。体脂肪率は男性で15 ～ 20％，女性で 20 ～ 25％が「普通」，男性で 25％以上，女性で 30％以上 が「肥満」と判定されるが，計測値の正確性が高いことが求められる。

③体重減少率

体重の減少は，体脂肪や筋肉が体内でエネルギー源として消費されたことを 意味し，栄養状態低下の有用な指標となる。

平常時の体重に比較して，1 週間以内に 3 ％以上，1 か月以内に 5 ％以上， 6 カ月以内に 10％以上の減少がある，または標準体重の 20％以上低い場合， 栄養状態の低下が懸念される。BMI $18.5kg/m^2$ 未満の低体重者では，体重減 少率が高いほど栄養状態の低下が生じやすい。

体重の変化や，平常時体重や標準体重との比較，変化率，変化に要した期間 などによって，栄養状態を判定することができる（**表** 2-10）。

体重を測定する習慣がない者（高齢者など）では，「服がぶかぶかになった」， 「やせた気がする」といった情報を参考に，元の体重を推測する。また，食事 摂取量や運動量などに変化がみられないのに体重が増加した場合は，浮腫がな いか確認する。

④腹囲

男性 85cm 以上，女性 90cm 以上で**内臓脂肪型肥満**と推定され，メタボリッ クシンドロームの疑いを判定する基準である。

●体たんぱく質の貯蔵状態のアセスメント

①除脂肪量（FFM；fat free mass）・除脂肪組織率（LBM；lean body mass）

BIA 法などにより測定される。FFM・LBM ともほぼ同義語として使用され る。全体重のうち体脂肪を除いた筋肉や骨，内臓などの総量であり，一般には 筋肉量を指している。LBM の減少は筋肉の減少を意味する。実際，BIA 法に よる医療用測定機器は高価である。筋肉量の評価は AMC を JARD2001 と比 較するか，変化量で評価する方法が現実的である。

②握力

筋たんぱく質の指標や身体機能の指標として用いられる。サルコペニア (p.28) の判定に用いられている。

4 臨床検査

臨床検査は患者の病態を血液や尿，その他の体液を試料として種々の項目を検査 したり，生理学的検査により対象者の栄養状態を把握することができる。検査は， 検体検査と生理機能検査の 2 つに分けられる（**表** 2-11）。指標による検査内容を **表** 2-12に示す。

検体検査

1 血液検査

●**末梢血液検査（血算）**　　貧血検査の指標を**表** 2-13に示す。診断には赤血球・

内臓脂肪型肥満
皮下ではなく内臓に脂肪 が溜まった肥満。糖尿病 や脂質異常症，高血圧な どに結びつくハイリスク な肥満。内臓脂肪の解析 には，CT スキャンや MRI などの画像診断が 用いられ，男女とも内臓 脂肪面積 100cm^2 以上 が該当する。

表2-10 平常時体重あるいは標準体重に対する割合と
エネルギー欠乏状態

平常時体重あるいは標準体重に対する割合（%）	エネルギー欠乏状態
95～86	低　度
85～60	中程度
＜60	高　度

資料）加藤昌彦, 中村丁次：第2章　栄養スクリーニング・栄養アセスメント, 臨床栄養学Ⅰ, p.27（2012）第一出版

表2-11 臨床検査の種類

生理機能検査	患者を直接測定検査する（例：身体計測, 体温, 血圧, 画像検査）	
検体検査	患者から採取した血液, 尿, 便, 分泌物, 髄液, 組織などを検体として行う	
	一般検査	体液, 排泄物, 分泌物について定性的な分析を行う検査
	生化学検査	血液, 尿, 体液中の栄養素, 化学成分, 酵素活性の定量的な分析を行う検査。最も一般的に行われている
	免疫能検査	主に血清を用いて, 免疫学的分析を行う検査
	細菌検査	病原となる微生物の検出または同定のための検査
	組織検査	組織の一部や細胞群の形態を判定するための検査

注）生化学検査（血液・尿検査）は, 目で見てわからない身体の変化・質的変化を見つける検査, 画像検査（レントゲン, CT, MRI, エコー, 内視鏡カメラ）は, 目で見てわかる身体の変化, 器質的変化を見つける検査である。

表2-12 指標による検査内容

指標の種類		内容	健康成人の指標
栄養状態	Alb	半減期は3週間程度で, 比較的長期の栄養状態を反映 3.0g/dL以下がNST支援対象	4.0g/dL以上
	RTP	半減期が短いため, 短期の栄養状態を反映 トランスフェリン（Tf）, トランスサイレチン（TTR）, レチノール結合たんぱく質（RBP）の3つ	Tf 200～400mg/dL TTR 10～40mg/dL RBP2.7～7.6mg/dL
炎症状態	CRP	炎症部位非特異的な指標で, 身体のどこに炎症が起きているかは不明 高熱の風邪で1.0mg/dL程度まで上昇, 重症の炎症で10mg/dL以上	ほぼゼロ
血圧		高血圧症の診断基準に用いられる値は140/90mmHg 健康増進・発症予防に用いられる値は130/85mmHgで, メタボリックシンドローム診断や特定保健指導対象者選定に用いられる	家庭 115/75mmHg 診察室 120/80mmHg

ヘモグロビンの「量」と「質」の検査が用いられる（**表2-13**）。

●**血液生化学検査**　　脂質異常症, 糖尿病の診断基準について, **表2-14, 15**に示す。腎機能の重要な指標は, 血清クレアチニン（Crea）と血清尿素窒素（BUN）である。筋肉内エネルギー源の一つであるクレアチンリン酸とアミノ酸は, 代謝されるとそれぞれクレアチニンと尿素が老廃物として生成される。これらの物質は, 尿中へ排泄されるため, 腎機能が低下すると血中濃度の上昇がみられる。また, 慢性腎臓病（CKD）の重症度は, 糸球体濾過量（GFR）によって判断されるが, これは血清Crea値を用いて算出される。肝疾患の主な指標に血中アスパ

表2-13 貧血検査の指標

	指標	略語	基準値*	
量	ヘモグロビン：重量	Hb	男性：13.7～16.8g/dL	女性：11.6～14.8g/dL
	ヘマトクリット：容量	Ht	男性：40.7～50.1%	女性：35.1～44,4%
	赤血球：数量（個）	RBC	男性：435～555万/μL	女性：386～492万/L
質	平均赤血球容積	MCV	83.6～98.2 fL（赤血球1個の大きさ；80以下は小球性，100以上は大球性貧血）	
	平均赤血球ヘモグロビン量	MCH	27.5～33.2 pg（赤血球1個に含まれるヘモグロビン重量）	
	平均赤血球ヘモグロビン濃度	MCHC	31.7～35.3g/dL（赤血球1個に含まれるヘモグロビン濃度）	

資料）*国立がん研究センター：臨床検査基準値一覧（2021）

表2-14 脂質異常症の診断に用いられる基準

指標		脂質異常症
LDL-Cho	low density lipoprotein-cholesterol（低比重リポたんぱく）	140mg/dL 以上
HDL-Cho	high density lipoprotein-cholesterol（高比重リポたんぱく）	40mg/dL 未満
TG	triglyceride（中性脂肪，トリグリセライド）	150mg/dL 以上

表2-15 糖尿病の診断に用いられる基準

指標		糖尿病型
FBS	空腹時血糖値	126mg/dL 以上
HbA1c	ヘモグロビンA1c（エーワンシー）	6.5%以上

表2-16 その他の生化学検査指標

	指標	基準値	
Crea	クレアチニン	男性：0.65～1.07mg/dL	女性：0.46～0.79mg/dL
BUN	（血清）尿素窒素	8～20mg/dL	
AST	アスパラギン酸アミノトランスフェラーゼ	13～30U/L	
ALT	アラニンアミノトランスフェラーゼ	男性：10～42U/L	女性：7～23U/L
AMY	血清アミラーゼ	44～132U/L	

資料）国立がん研究センター：臨床検査基準値一覧（2021）

ラギン酸アミノトランスフェラーゼ（AST）とアラニンアミノトランスフェラーゼ（ALT），γ-GTPがある。膵疾患の主な指標に血中アミラーゼ（AMY）がある。これらは肝臓および膵臓で産生される酵素であるが，臓器が損傷・炎症を起こすことで血中へ漏れ出し血中濃度が上昇する。C反応性たんぱく（CRP）に比してある程度部位特異性はあるが，他の臓器の損傷・炎症によっても上昇する。

●**血清ミネラル濃度**　腎機能が低下し糸球体濾過量が低下すると，いくつかのミネラルは排泄不全となり，血中濃度が上昇する。基準範囲は，カリウム（K）3.5～5.0mEq/L，ナトリウム（Na）135～147mEq/L，リン（P）2.5～4.5mg/dL。

2 **尿検査**

●**尿中ミネラル排泄量**　ナトリウム，カリウム，リンなどの尿中排泄量は，摂取

量を反映し，特に 24 時間排泄量から推定した摂取量は，食事調査よりも正確に評価することができる。

●**尿糖と尿蛋白**　血中グルコースは，腎臓の糸球体で濾過された後，多くは再吸収され，血液循環に戻る。尿中に糖が検出された場合は，糖尿病を疑う。血中の多くのたんぱく質は，糸球体で濾過されずに循環しているが，腎機能に障害を呈した際，尿蛋白が陽性となる。

③　免疫能検査

細胞性免疫と**体液性免疫**があり，いずれも栄養障害によって低下するため，低栄養の評価指標として用いられる。免疫能の低下は感染症を招き，場合によっては死につながることもある。

●**細胞性免疫**　　**末梢血総リンパ球**数の低下がみられる。白血球の基準値は3,500～9,000/μL，リンパ球の基準値は 1,500 ～ 4,000/μL である。一般には次式で求められる。

　　総リンパ球数＝白血球数（/μL）×リンパ球分画（%）

1,200/μL 未満から低栄養状態と判定されることが多い。**遅延型皮膚過敏反応**[*]

細胞性免疫
マクロファージ，キラー T 細胞，ヘルパー T 細胞などの免疫担当細胞が，生体にとって異物となるような細胞を貪食または破壊する作用。細胞自身が免疫を担うため，細胞性免疫と呼ばれる。

体液性免疫
体内に侵入した異物は抗原提示細胞によって処理され，その情報によってヘルパー T 細胞が活性化され，サイトカインが分泌される。その刺激で B 細胞が IgA，IgM，IgE，IgD，IgG の 5 つの免疫グロブリン抗体を産生する作用。これらは抗原と結合し，抗原を除去する。

[*]解説は p.48

> ○ **Column**　**栄養アセスメント**
>
> 　栄養スクリーニングによりふるいにかけ，低栄養状態が示唆される患者に対しては，さらに詳細な栄養状態の評価・判定が必要となる。このようなときに行われるのが栄養アセスメントである。その定義は「個人あるいは集団の栄養状態を総合的・客観的に評価すること」とされている。
>
> ●**静的栄養アセスメント**
> 　個人あるいは集団の栄養状態を評価して，摂取栄養素の過不足，疾患特有の栄養状態の異常を判定するものである。指標は身体計測，免疫能，代謝回転の遅い（半減期が長い）臨床検査などで，低栄養状態の判定や低栄養状態のタイプの判定をする。
>
> ●**動的栄養アセスメント**
> 　栄養ケアの効果を再評価するときに行われる。このときに用いられる指標は，半減期の短いトランスサイレチン（プレアルブミン）やレチノール結合たんぱく質，窒素出納，エネルギー代謝動態などで，経時的に測定することで栄養ケアの効果が評価できる。これら栄養状態やケア計画，臨床経過（栄養補給法,給与栄養量など）を適切に記録し，治療経過を定期的に再評価する。経腸栄養から経口栄養へ，流動食から常食への移行などのときに行われ，給与栄養量，治療計画の修正や栄養管理を行う。
>
> ●**予後を判定するための栄養アセスメント**
> 　術前の栄養状態の改善により，術後のリスクを軽減できることを Buzby らが報告した。術前の栄養状態の評価の重要性が認識され，手術効果を事前に予測する指数がその後次々と報告されている。わが国でも，胃がんや食道がん，大腸がん患者を対象とした予後判定の指数が発表されている。
>
> > Buzby の予後判定指数（PNI；prognostic nutritional index）
> > 　PNI（%）＝ 158 －（16.6 × Alb）－（0.78 × TSF）－（0.22 × TFN）－（5.8 × DH）
> > 　　Alb：血清アルブミン（g/dL），TSF：上腕三頭筋皮下脂肪厚（mm），TFN：血清トランスフェ
> > 　　　　リン（mg/dL），
> > 　　DH：遅延型皮膚過敏反応（0；反応なし，1；5mm 未満，2；5mm 以上）
> > 　評価　　PNI ≧ 50%：ハイリスク，40% ≦ PNI ＜ 50%：中程度リスク，PNI ＜ 40%：低リスク

遅延型皮膚過敏反応*
抗原を被験者に皮内接種し，接種 48 時間後に発赤，腫脹の程度を調べる。栄養障害や加齢によって減弱または消失する。

の低下，リンパ球幼若化反応の低下，好中球における細胞内での殺菌能の低下などが生じる。

●**体液性免疫**　活性の低下，分泌型 IgA の抗体産生能の低下が生じる。

生理機能検査

間接熱量計（間接カロリメトリー）によりエネルギー消費量を算出する。

間接熱量計により，平均酸素消費量 $\{VO_2（mL/ 分）\}$ と平均炭酸ガス産生量 $\{VCO_2（mL/ 分）\}$，1 日の尿中窒素排泄量 $\{UN（g/ 日）\}$ を求め，次式に当てはめてエネルギー消費量を算出する。

安静時エネルギー消費量（REE；resting energy expenditure）（Weir の式）(kcal/ 日)

$= 1.44 \times \{3.941VO_2（mL/ 分）+ 1.106VCO_2（mL/ 分）\} - 2.17UN（g/ 日）$

測定は 12 時間絶食後の早朝空腹時に行い，20～30 分測定した平均値を測定値とする。酸素消費量のみ測定する携帯式簡易エネルギー測定計もある。

5　栄養・食事調査

食事調査には，食事記録法（秤量法，目安量法），24 時間食事思い出し法，食物摂取頻度調査法，食歴法，陰膳法（直接分析法）などがある。それぞれ，メリット，デメリットがあり，目的，対象者の特性，経済的効率等を考慮して，どの方法を用いるかを決定する。

管理栄養士は対象者の食習慣を問診し，日常的な 1 日の食事回数・時刻，間食や外食，アルコール摂取状況，食品群別や特定の食品の摂取状況等を把握する。

食歴は栄養と疾病の関係を経時的に検討する上で重要となる。つまり，食習慣の変化や，エネルギー過剰や不足の状態，栄養素の摂取不足，過剰状態が起きた時点，それが栄養状態や身体状況にどのように影響を及ぼしたのかを確認する。

例えば，肥満症，糖尿病，脂質異常症などの生活習慣病の場合では，体重の増加時期とそのころの食習慣の変化に焦点を合わせ，生活習慣病の発症と食習慣との関連性を分析，整理していくこととなる。一方，低栄養状態の場合では日常の食習慣と対象者の経済状態，食品の入手状況，居住状況，家庭の調理設備，精神・心理的な問題，疾病，身体機能の状況などとの関連性を含めて把握し，エネルギーや栄養素摂取量の不足の背景を把握することが大切となる。

1　食事調査の方法

食品や栄養剤，サプリメントなどの摂取状況に関する食事調査により，エネルギー，栄養素摂取量を算出する。

●**食事調査の方法**　食事記録法，24 時間食事思い出し法，食物摂取頻度調査法，陰膳法などがある。食事記録法，24 時間食事思い出し法では推定した摂取食品量からエネルギー，栄養素の摂取量を算定することとなる。

・食事記録法：調理前の食品ごとの重量か食べる前後の料理の重量を計量して摂取量を求める秤量法と，食品を目安で記録する目安量法がある。最近では，デジタルカメラで撮影したものを食品に置き換えたり，スマートフォンにより撮影したものを専用のアプリで自動的に栄養計算する方法が行われる場合もある。

・24時間食事思い出し法：管理栄養士がフードモデル等の媒体を使用しながら1日の摂取量を把握していくものである。

・食物摂取頻度調査法：主に集団に対して行われるものであり，1日の日常的な摂取量を推定できるが，集団の中の相対的な量と考えるべきであるとされている。

・陰膳法：実際に食べたものと同じ料理を化学的に分析し，摂取栄養量を推定するものである。精度は高いが，コストが高いことが欠点である。

② 入院患者の摂取栄養量の把握

　入院患者の栄養素等摂取量を把握する方法の一つに，看護記録の中の食事記録を活用することがあげられるが，主食や副食の摂取量を5～10段階で評価する方法であることや記録者の主観的評価によるものであることから，正確な量を把握することは困難である。ある程度正確な摂取量を把握するためには，食事を提供した量と残食量から料理別の摂取量を把握することで，エネルギーや栄養素摂取量を算定できる。これ以外にも，最近では献立の料理別のエネルギー量や栄養素量を登録し，摂取割合から算定できるコンピュータソフトもある。しかし，提供された料理が献立に計画されたとおりに提供されるとは限らないので，両者とも正確なエネルギーや栄養素量ではなく，摂取量の目安となることに注意する必要がある。

　管理栄養士は，経口摂取以外にも，経腸栄養や静脈栄養からの栄養補給も含め，それぞれのエネルギーや栄養素の補給量を把握し，全体的な栄養補給量を把握することが必要である。

B 栄養管理の目標設定と計画作成

　栄養必要量は，根拠に基づいて設定する。

・一般的には「日本人の食事摂取基準」（以下，食事摂取基準）を根拠として用いる。

・病傷者の場合は，各種病態のガイドラインと静脈経腸栄養ガイドライン（JSPEN）を考慮する。

　栄養アセスメントによって明らかとなった栄養状態の問題点について，解決すべき優先事項の中で実現可能な目標を設定する。原則として，栄養補給，栄養教育，多職種による栄養ケア計画の3点から目標設定と栄養ケア計画を立案する。注意すべき点は，ICU等，緊急の重症患者の場合は，血液循環や呼吸動態など，基本的な生命維持にかかわることの対策が実施され，安定状態が維持された後に栄養ケアが実施されることなどがあげられる。一方，近年ではICUにおいて早期に経腸栄養などの栄養管理を実施することにより，患者の早期離床，在宅復帰を期待できることが確立されつつあり，令和2年度診療報酬改定において，このことが新たに盛り込まれた。

ⓐ 目標の設定

① 目標の設定方法

　短期目標は，臨床的に緊急であることが多いため，速やかに，しかも実行（実現）

可能な内容を優先して立案する。長期目標は，ケアのゴールであるが，段階的に中期目標を設定する。問題点（栄養診断）に対して設定するが，入院患者では達成のしやすさよりも栄養管理上，臨床的に重要性の高いものを優先的に設定し，外来患者では患者自身が自己管理できる行動目標を患者とともに設定する。

2 留意点

患者にかかわる医師の治療方針，看護計画など，すなわちほかの医療スタッフの治療目標と，管理栄養士が行う栄養治療目標が異ならないように調整しておくことが重要である。患者に客観的数値目標の理由を説明して同意を求め，成果が出るような設定にし，患者自身の目標になるように導く。生活習慣病であれば生涯継続・維持できる目標にする。活動目標が患者本人の目標と異なる場合は，医療スタッフチームで検討した計画を患者に説明し，同意を得ることが必要になる。

3 修正

当初の目標設定の誤りなどがあり得るので，一定期間ごとに評価を行って見直し，修正を図る。評価時期は緊急度や重症度に応じて異なるが，目標を達成するために，パラメータを用いて栄養補給や栄養教育内容を見直し，修正する。

4 栄養ケア計画

栄養補給，栄養教育，ほかの専門領域との連携に関する栄養ケアについての計画を作成する。栄養ケア計画の作成に当たっては，誰が行ってもある程度同じ結果が得られるように，知識や判断基準などを共通化しておくことが重要である。また，栄養ケア計画における目標を達成するためには，患者へのインフォームド・コンセント（p.26），患者教育，栄養カウンセリングを行うことが不可欠である。

管理栄養士は，患者の入院後 48 時間以内に面談を行うが，その前に，医師の診療録・看護記録から情報を収集し，栄養ケア計画基本録を作成しておく。

医師の診療録・看護記録から，主病名，合併疾患，既往歴，入院の経緯，入院時体重などの情報を得る。

b 栄養投与量の算定

1 エネルギー設定の考え方 （図2-5）

エネルギー必要量は，基礎代謝量または安静時エネルギー代謝量を基に，それぞれの算出条件に合わせて，活動係数，ストレス係数を勘案して算出する。

基礎代謝量は，食事摂取基準に示されている基礎代謝基準値や Harris-Benedict の式などによって算出するが，安静時エネルギー消費量は，一般に間接カロリメトリーによって求められる推定値を用いることから，ストレス係数を含む値となる。

活動係数は，対象者の安静度，活動能力，リハビリテーション療法実施による運動負荷の有無などを勘案して算出する。

エネルギー摂取量が生体の必要量に対して適正であるか否かを，評価・判定する。

●エネルギー消費量の測定・計算

①間接熱量計（間接カロリメトリー）による測定：生体の消費エネルギーが酸素

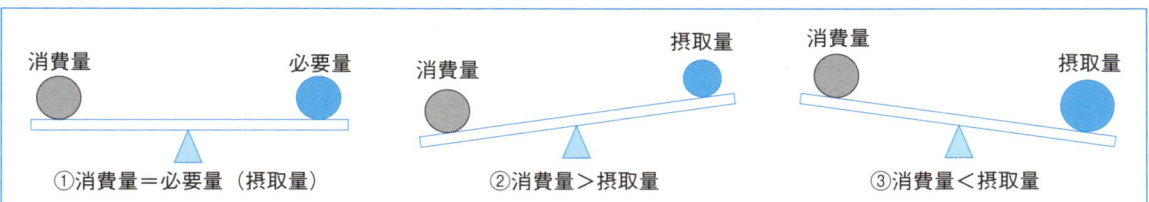

エネルギーは，消費量＝摂取量（必要量）とするのが体重維持のためには適切である（①）。しかし，傷病者ではこのバランスをどちらかに傾けたほうが適切な場合がある。
肥満，糖尿病，脂質異常症などの過栄養のリスクが高い生活習慣病患者では減量や血糖・血中脂質コントロールのために，消費量を下回る量のエネルギー摂取が適切となる場合がある。これは，体重維持よりも血糖・血中脂質コントロールのほうが大切であるためである（②。高齢者は別）。
低栄養状態の者では栄養状態改善のため，今以上栄養状態を低下させないよう，消費量を上回るエネルギー摂取量が適切となる場合がある（③）。

図2-5 エネルギー設定の考え方

消費量に比例することから，体内に取り込まれる酸素量と排泄される炭酸ガス量，尿中総窒素排泄量を求めて，算出するのが原則であるが，実際には，尿中尿素窒素排泄量を用いずに，たんぱく質の占める割合を12.5％と仮定して求められることが多い。

②エネルギー消費量の計算：基礎代謝量×身体活動係数×ストレス係数。

●**エネルギーの摂取量**　食事調査からエネルギー摂取量を知ることができる。また，経腸栄養や静脈栄養からの摂取もエネルギー摂取量に加算する。

●**エネルギー必要量の算定（推定）**

減量，増量が必要な場合，栄養代謝異常がある場合，消費量≠適切な栄養量であることに注意する。一方で，低栄養患者の場合，消費エネルギー量＋αの投与量でなければ栄養状態の改善が見込めない。患者は，低栄養のリスク者か，過栄養のリスク者なのかを判断する必要がある。

エネルギー消費量は，個人差があるため，推定値には誤差がある。体重・体組成に変化がない場合，エネルギー摂取量と消費量は等しいと考えることができるため，食事調査から得られたエネルギー摂取量も考慮して適切なエネルギー必要量を設定することが望ましい。

①間接カロリメトリーによる算定：間接カロリメトリーを用いて対象者のエネルギー代謝動態を測定し，安静時エネルギー消費量を算定する。この値は，ストレス係数も含まれるので，活動係数を乗じることで1日に必要なエネルギー量を算定できる。

②基礎代謝量（BEE）による算定：国立健康・栄養研究所（Ganpule）の式，ハリス・ベネディクト（Harris-Benedict）の式による算出や食事摂取基準が示す基礎代謝量にストレス係数，活動係数を乗じることで1日の消費エネルギー量を算出する。Ganpule式は日本人の広い年齢範囲で比較的に妥当性が高く，Harris-Benedict式は全体として過大評価の傾向にあると報告されている。

・国立健康・栄養研究所の式

男性 ｛0.0481× 体重(kg) ＋0.0234× 身長(cm)－0.0138× 年齢－0.4235｝
×1,000/4.186

女性 ｛0.0481× 体重(kg) ＋0.0234× 身長(cm) －0.0138× 年齢－0.9708｝
×1,000/4.186

・Harris-Benedict の式

男性 66.47 ＋ ｛13.75×体重(kg)｝ ＋ ｛5.0×身長(cm)｝ － （6.76×年齢）

女性 655.1 ＋ ｛9.56×体重(kg)｝ ＋ ｛1.85×身長(cm)｝ － （4.68×年齢）

総エネルギー消費量（TEE） BEE×活動係数×ストレス係数

食事摂取基準では，基礎代謝量をBEE，推定エネルギー必要量をTEEのように扱っている。

・活動係数：寝たきりか，または立位でベッド以外での活動があるかにより異なる（**表2-17**）。

・ストレス係数：必要エネルギー量が増える代謝亢進疾患を係数化したもの（**表2-17**）。

③その他：25 ～ 35kcal/kg/ 日を基準として，ストレスの程度によって投与量を増減させる方法がある。また，糖尿病，腎臓病，肝臓病等，各学会が診療ガイドライン等で示しているエネルギー必要量を参照する。

④エネルギー必要量算定時の注意点：栄養障害などにより長期間飢餓が継続していた患者に栄養療法を開始するときに，最初から高エネルギーを投与するとリフィーディングシンドローム（refeeding syndrome, p.77）を発症する危険性が高くなるので，開始当初は10kcal/kg/ 日から投与し，血清カリウム・リン・マグネシウム，血糖値をモニタリングしながら漸増する。

2 たんぱく質

●**たんぱく質摂取量** 食事摂取基準を参考とする。

たんぱく質推奨量（体重当たり）＝ 0.66×100/90×1.25 ＝約 0.92（g/ 体重 kg/ 日）

成人たんぱく質維持必要量:平均0.66g/kg 体重 / 日,利用効率:90%,推奨量算定係数%

注）たんぱく質推奨量は名称に「推奨」とあるが，「理想」の量ではない。上記の式のとおり，最低限必要な維持必要量にたんぱく質生体利用効率を掛け，さらに，多くの人が不足しないよう個人間変動を考慮した係数を掛けて求めている。推奨量は，たんぱく質の維持を目的とした量で，言い換えると，「この量を下回るとたんぱく質の不足のリスクが上昇する量」である。低栄養のリスクが認められる人，十分なたんぱく質の投与が必要な人に対しては，推奨量＋αの量が適切である。

表2-17 活動係数とストレス係数

活動係数	寝たきり 1.0 ～ 1.1 　　ベッド上安静 1.2 　ベッド以外での活動あり 1.3	
ストレス係数	小手術 1.1 　中手術 1.3 ～ 1.4 　大手術 1.5 ～ 1.8 がん, 慢性閉塞性肺疾患 1.1 ～ 1.3 重症感染症, 多発外傷 1.2 ～ 2.0 熱傷 1.2 ～ 2.0	長管骨骨折 1.15 ～ 1.3 腹膜炎, 敗血症 1.1 ～ 1.3 多臓器不全症候群 1.2 ～ 2.0 平熱より 1℃上昇ごと 0.15 増加

●**疾患によるたんぱく質の損失や利用効率の低下**

・例：たんぱく質漏出性胃腸症…たんぱく質の大量損失が起こる。

　　　腎臓疾患…たんぱく質分解物（尿素）の排泄が悪くなる。

　　　肝臓疾患…たんぱく質代謝における解毒能(アンモニアの尿素変換)の低下。

　　　広範囲の手術・熱傷…体組織の破壊が起こる。

・投与の目安（成人の場合）：急性期の厳重な管理が必要な場合は，トランスフェリン，トランスサイレチン，レチノール結合たんぱく質，窒素出納に注意し，病態の変化に応じて投与量を修正する。

●**たんぱく質必要量の算定（推定）**　　たんぱく質の必要量は，体たんぱく質の損失程度，病態，投与エネルギー量などによって異なる。たんぱく質代謝異常が認められる場合（主に腎臓・肝臓病）を除いて，食事摂取基準の推奨量以上とする。

・食事摂取基準の推奨量：0.92g/kg/ 日。

・必要量が増える場合：外傷，熱傷など代謝が亢進する場合。

・制限する場合：慢性腎不全，糖尿病性腎症，ネフローゼ症候群，肝性脳症の急性期などでは，病状により，標準体重 1 kg 当たり 0.6～1.0g に制限する。

・非たんぱく質熱量 / 窒素比（NPC/N：kcal/g）：たんぱく質が充足していてもエネルギーが不足した場合，投与したたんぱく質はたんぱく質として利用されない。投与するエネルギーとたんぱく質の割合を表すものとして **NPC/N** があり，通常時は 150，侵襲時は 100 前後，たんぱく質制限時は 200 ～ 300 をとる。

3　脂質

　脂質の栄養必要量は，量的な側面と質的な側面から検討する必要がある。一般的には，エネルギー投与量の 20～30％程度とする。

①膵炎・胆嚢炎・高キロミクロン血症：脂質補給量を 1 日当たり 0～30g に制限する。

②慢性閉塞性肺疾患（COPD）・肺疾患：エネルギー基質として脂肪が利用されるので，高脂肪・低炭水化物食にして，二酸化炭素の産生量および酸素の消費量を減少させる。

③脂質異常症：タイプに合わせて脂質の補給量，コレステロールの制限，脂肪酸の種類や比率の検討を行う。

④潰瘍性大腸炎・クローン病：寛解期には 1 日当たり 30 ～ 40g 以下の脂肪制限を行う。また，多価不飽和脂肪酸の摂取比率として，n-3/n-6 比を 0.4 以上とする。

4　炭水化物

●**炭水化物摂取量の算定**　　たんぱく質目標量の下の値（13％または 15％エネルギー）と脂質目標量の下の値（20％エネルギー）に対応する炭水化物目標量は67％または 65％エネルギーとなるが，炭水化物の多い食事は精製度の高い穀類，甘味料，甘味飲料，酒類の過度に頼る食事になりかねないため，食事摂取基準で

NPC/N
NPC はブドウ糖基本輸液と脂肪乳剤によるエネルギー量（kcal）のこと。これを窒素量（g）で除した値が NPC/N であり，投与されたアミノ酸が有効にたんぱく質合成に使われるために必要なエネルギーの指標となるもの。

は，やや少なめの 65％エネルギーを目標量の上限としている。

・食事摂取基準の目標量

炭水化物エネルギー比率：1 歳以上…50 ～ 65％

食物繊維：3～5 歳…男女 8g/ 日以上，6～7 歳…男女 10g/ 日以上，

8～9 歳…男女 11g 以上，10～11 歳…男女 13g/ 日以上，

12～14 歳…男女 17g/ 日以上，

15～17 歳…男性 19g/ 日以上，女性 18g/ 日以上

18～64 歳…男性 21g/ 日以上，女性 18g/ 日以上

65 歳以上…男性 20g/ 日以上，女性 17g/ 日以上

妊婦・授乳婦…18g/ 日以上

・控えめにする場合：肥満，糖尿病，脂質異常症などの代謝性疾患でエネルギー制限を行う場合，相対的な必要量が減少する。COPD，てんかん患者では低炭水化物・高脂質の食事が有用となる場合がある。

・必要量が増える場合：腎臓病，肝硬変非代償期などでたんぱく質を制限しなければならない場合，体たんぱく質異化抑制のために，炭水化物で十分なエネルギーを補足する必要がある。

5　ビタミン

一般には，食事摂取基準を参照とするが，疾患や病態によっては，補給や制限が必要な場合もある。

ウェルニッケ脳症
ビタミン B_1 不足が引き起こす神経系の疾患。意識障害，眼振，運動障害が急激に現れる。

①中心静脈栄養：ビタミン B_1 の投与不足は，乳酸アシドーシスや**ウェルニッケ脳症**の原因となるため，3mg/ 日以上の投与が推奨されており，これは経口栄

○ Column | 水分量のアセスメント

水分は，成人では体重のおよそ 60％を占め，そのうちの 40％が細胞内液，15％が細胞間液，5 ％が血液である。体内の水分を 10％損失すると機能障害を招き，20％以上の損失で死に至る。小腸，大腸で吸収され，代謝後は腎臓から尿として排泄されるほか，消化管から消化液，肺から呼気，皮膚から汗，不感蒸泄として排泄される。

●**水分の出納**　　健常時には，尿量の増減によって調節しているが，疾患のある場合は調節機能が低下するため，水分のアセスメントが必要となる。

●**水分制限の目安量**　　「前日の尿量＋ 500mL」が基準となる。

　500mL ＝呼気・不感蒸泄で排泄される水分量－生産される代謝水

　　尿：1 日に 1,000 ～ 1,500mL （1 mL/ 時間 /kg 体重）

　　不感蒸泄：500mL

　　糞便：200mL

●**水の栄養指標（脱水の栄養指標）**　　血漿浸透圧*，血清ナトリウムの変化，口渇感，皮膚の乾燥。脱水の原因は，水分や塩分の摂取不足，下痢，嘔吐，多尿，過度の発汗などがある （p. 39，**表 2 - 5**）。

　①水分欠乏型脱水（高張性脱水）の特徴：皮膚粘膜の乾燥，渇感の出現

　②ナトリウム欠乏型脱水（低張性脱水）の特徴：血圧低下，頻脈，めまい，頭痛，失神

補足　*血漿浸透圧：p.39 側注の血漿膠質浸透圧と血漿浸透圧は異なる。細胞外液の主な溶質はグルコース，尿素，Na である。血漿浸透圧は，この 3 つから，下記の計算式を用いて算出する。

　血漿浸透圧＝ 2×血清 Na （mEq/L）＋血糖 （mg/dL）/18＋BUN （mg/dL）/2.8

　上記溶質中で細胞内液と細胞外液の水の移動に関与しているのは Na とグルコースであり，尿素は細胞内液と細胞外液を自由に移動し，体液量全体に分布するため，浸透圧物質として有効に機能しない。

養時の2倍以上である。

②透析：透析時の水溶性ビタミンの喪失，および腎臓における活性型ビタミン D_3 の産生低下がみられる。

③終末期腎疾患：レチノール結合たんぱく質の一部が腎臓で分解されるため，血中ビタミンAは高値となる。

④肝硬変：ビタミンA・D・Eの血中濃度の低下がみられる。

⑤慢性膵炎：脂溶性ビタミンA・D・Eの欠乏がみられる。

⑥アルコール性慢性膵炎：ビタミンC・B_1・B_2，ニコチン酸が欠乏する。

⑦糖尿病・呼吸器疾患：ビタミンC・Eを増加させる必要がある。

⑧巨赤芽球性貧血：ビタミンB_{12}または葉酸の欠乏によって起こる。アルコール依存症患者，胃全摘後（数年後）に発症しやすい。

○ Column │ 総合的な栄養のアセスメント（健康・栄養問題の決定）

患者がどのような栄養状態にあるか，単一の指標だけで確定することは難しい。各症例に応じた栄養指標を選択し，経時的，総合的に栄養アセスメントを行う。

１ 栄養障害のタイプ分類からみたアセスメント

身体計測，血液生化学検査，免疫能検査など数種の栄養指標を用いて栄養評価を行うと，栄養障害は大きくマラスムスとクワシオルコルに分類される。

- ●マラスムス（marasmus）　たんぱく質・エネルギーがともに欠乏した状態に基づく栄養障害（p.35）。経口摂取が障害された場合（例：神経性食欲不振症，食道がん）に起きる。脂肪組織や骨格筋の破壊により高度の体重減少がみられる。
- ●クワシオルコル（カシオコア，kwashiorkor）　エネルギーは保たれているが，たんぱく質が著しく欠乏している栄養障害。敗血症や手術などのストレス下で起きる。内臓たんぱく質の顕著な減少から浮腫がみられる。免疫能の低下を伴う場合が多く，患者の予後が悪い。
- ●マラスムス–クワシオルコルタイプ　両者混合のタイプ。重篤で予後が悪い。

２ 単一の指標からみたアセスメント（表）

- ●体重　%標準体重が70％未満であれば，リスクが高い。
- ●体重減少率　6か月に10％以上の体重減少がみられる場合はリスクが高い。
- ●血清アルブミン濃度　傷病者だけでなく，一見疾患がないようにみえる高齢者の栄養アセスメントにおいても有用な指標である。

３ 予後判定のアセスメントを用いたアセスメント

予後判定のアセスメントとは，手術を予定している患者の術後合併症を予測するために考案された指標で，1980年にBuzbyらが初めて報告した。日本でも独自のものがいくつかつくられている。AlbやRTP，筋肉量，免疫能など数項目からなる指数で表され，栄養治療の目標としても利用できる。

- ● Buzby の予後判定指数（PNI）　p.47，Column。

表 リスクアセスメントの基準（参考例）

指標	高リスク		中等度リスク	低リスク
%標準体重	< 70%		70〜79%	
体重減少率	≧3％/週　　≧7.5％/3か月 ≧5％/1か月　≧10％/6か月			< 5％/6か月
血清アルブミン濃度	< 2.5g/dL		2.5〜3.5g/dL	> 3.5g/dL

6　ミネラル ●

　一般には，食事摂取基準を参照とするが，疾患や病態によっては，補給や制限が必要な場合もある。

①高血圧：ナトリウムを制限する。

②利尿剤投与患者：マグネシウム，カリウムの補給を行う。

③腎疾患：ナトリウム，カリウム，リンの制限。

④クローン病：ミネラルの補給を行う。

⑤肝疾患：亜鉛の欠乏がみられるため，補給を行う。Ｃ型慢性肝炎で瀉血療法時には鉄制限が必要な場合もある。

⑥褥瘡：亜鉛の補給を行う。

⑦膵炎：カルシウム，マグネシウムの補給を行う。

⑧鉄欠乏性貧血：鉄の供給量と需要量（あるいは喪失量）のバランスが負になって発症するため，鉄の補給を行う。妊娠時の貧血は，多くが鉄欠乏性貧血である。

◀38-112　**C　栄養補給法の選択**◀ ‥‥‥‥‥‥‥‥‥‥‥‥‥‥‥‥‥‥‥‥‥‥‥‥‥‥‥‥‥‥‥‥‥‥

1　栄養補給法の選択

　ヒトは口から食べ物を取り込むことでのみ栄養素を体内に取り込む（①経口栄養法）ことができるが，他に医学的技術による2つの方法（②経腸栄養法と③経静脈栄養法）がある。この3つの方法は併用可能で，これらの方法を駆使して目標栄養量の充足を目指す。

①経口栄養法：最も生理的な投与法であり，第一選択とする。食事でエネルギーおよび各種栄養素量が充足できない場合は，強化食品などを用いる。これでも充足できない場合は，経腸栄養，経静脈栄養を用いる。

・入院患者：患者が安全に経口摂取できる形態で食事を提供する。消化器疾患では1日に4，5回に分けて摂取することが望ましい場合がある。骨折などで利き腕が使えない場合，麻痺などで箸が使えない場合は，**自助食具・食器**などを使用してできるだけ自力で摂取できる状態で食事を提供し，介助は積極的には行わない。嚥下障害は低栄養と脱水のリスク因子であるため，食事量が低下した際は特にエネルギーとたんぱく質の密度が高い食事を提供することが望ましい。食事介助には多くの時間と労力が必要であるが，食事介助を急いで行うと誤嚥性肺炎につながり，残食は低栄養のリスクとなる。

・外来患者：生活状況全般を把握し，具体的に食行動の変容を促す必要がある。生活状況には独居や家族状況，食事を準備する人，買い物をする人，自炊の可否，居住地域近隣のスーパーマーケット・コンビニエンスストアの有無，夜勤の有無，職場近くの飲食店などを含む。

②経腸栄養法：経口栄養法のみで投与量が不足する場合，経口摂取が不可能な場合に適応される。経腸栄養法による合併症（下痢や嘔吐など）がある場合は，投与方法や栄養剤の変更により対処する。

自助食具・食器
傾斜しているためすくいやすい皿，バネが付いてつまみやすい箸，柄の部分が曲げられて使いやすいフォークやスプーンなど。

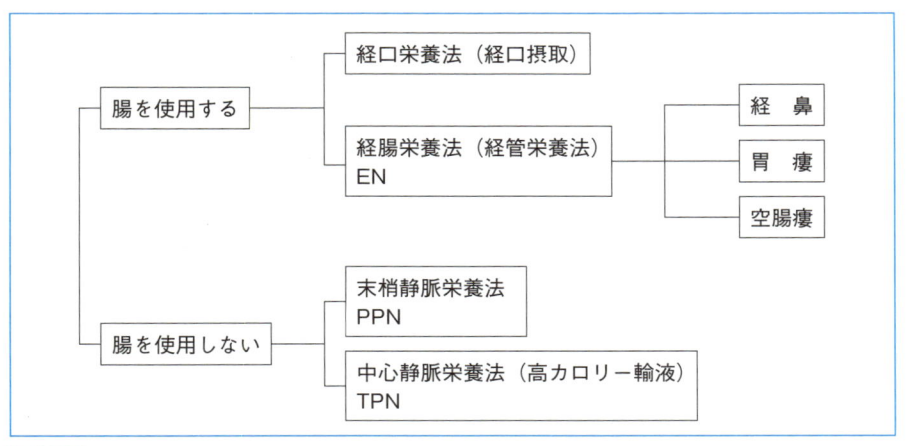

図2-6　栄養補給法

表2-18　経口摂取の条件

経口摂取の条件
①意識レベルが JCS* で１桁までである。
②意思疎通が図れる。
③経口摂取の意欲がある。
④誤嚥物や痰を自力で喀出できる。
⑤座位を保つことができる。
⑥上部消化管に閉塞がない。

*Japan Coma Scale：意識レベルの評価ツール

③経静脈栄養法：経口栄養法と経腸栄養法で投与量が不足する場合，腸管が使用できない場合に適応される。

2 栄養補給法の分類

栄養補給法を分類する場合，①腸を使用する，②腸を使用しない，が基本となる。①の場合は，経口摂取が可能か検討し，不可能な患者は，経腸栄養法となる。②の静脈栄養法は，腸管に障害があり（例：狭窄，出血），経腸栄養法が不可能な場合，経口・経腸栄養のみでは必要な栄養量を投与できない場合に用いられる（**図2-6**）。経口摂取の条件は**表2-18**に示すとおりである。そのほか，口腔機能診断，ADL（日常生活動作）など，多方面から総合的に評価する。

● **経口栄養法**　　口から食事をとるという最も自然な栄養法。口から入った食物は腸を通過して，栄養素が吸収される。

● **経腸栄養法（EN；enteral nutrition）**　　腸を使用して栄養補給を行う方法。厳密には経口栄養法も経腸栄養法であるが，本書では強制的に経管で栄養素を消化管に投与する経管栄養法（tube feeding）を指す。一般的に経鼻，**胃瘻**，空腸瘻の３種類がある（p.68～69）。

● **静脈栄養法（PN；parenteral nutrition）**　　静脈を利用して栄養を補給する方法。末梢静脈から栄養補給を行う**末梢静脈栄養法**（PPN；peripheral parenteral nutrition）と，心臓に近い中心静脈を利用して高カロリー輸液を補給する**中心**

胃瘻
外科的に開腹手術を行い，胃を切開し，チューブを挿入して，留置する方法。長期的な栄養管理に使用される。PEG（経皮内視鏡的胃瘻造設術）の開発で，現在では外科的処置をせずに留置することが可能である。
チューブの口径は経鼻チューブに比べて大きいものが使用できるため，選択できるチューブの範囲が広い。粘度の高い半固形タイプの栄養剤が使用できる。

静脈栄養法（TPN；total parenteral nutrition）がある。

患者本人およびその家族から十分なインフォームド・コンセントを得ることが必要である。

栄養補給法は 1 種類とは限らず，複数の栄養補給法を組み合わせる場合もある。

・例：非経口栄養法によって栄養量を確保した上で，一部を経口で摂取する。

d 多職種との連携

対象者の栄養状態は，疾病，精神的問題，摂食・嚥下機能，身体機能，薬剤の使

Column | 患者の食事指導・援助の基本

経口摂取は栄養補給の基本であるため，その具体的な方法を理解しながら行う必要がある。食事指導・援助を行うに当たっては，以下のような点に注意して行う。

①生活習慣と便通：まず，患者の生活全般のあり方を考える必要がある。1 日中，病室や寝具の中にこもって暮らしていると，食欲がないのは当然である。できるだけ日中は安静臥床や「座らせきり」を避けるなど，活動的・能動的な生活全体のあり方が，食欲につながる。

便秘などの排便障害が著しい状況では，食欲は期待できない。活動的で規則的な生活が，排便障害の予防・改善の基本と考える。

②口腔ケア：摂食障害のある患者は，口腔内の自浄作用も低下していることが一般的に多い。口腔内が汚れたままでは，おいしく食べられない。食前に口腔内のチェックを行い，必要であればそのケアを行う。それによって，虫歯や口内炎などの医療処置の必要な状況が把握でき，その治療が摂食障害改善につながることもある。

③食事の姿勢：嚥下障害や，腕の運動障害，姿勢の崩れがあるような患者の場合は，できるだけ "食べやすい姿勢" をつくる必要がある。よくない姿勢のままでは食べにくく，むせやすくなる。体を起こすことと，頸を軽くうなずくようにすること，テーブルは高すぎないことが大切である。

身体障害が重度で体を起こすことが困難な場合，ギャッジアップベッドで上半身を半分起こした状態（45 〜 60°程度）での自力摂取は避ける必要がある。ギャッジアップの姿勢のまま自力で食事をとることは，きちんと座ってとることよりもかえって難しいだけではなく，むせや誤嚥を誘発する危険もある。重度障害の場合には，リクライニング車椅子やギャッジアップベッドを少し上げた状態で半分臥床したような姿勢にしてから，食事介助を行う。その場合でも，枕を高めにして頸のうなずき姿勢をつくる。

片麻痺のある場合には，体を，麻痺していないほう（健側）が下になるように寝返りさせつつ，頸は麻痺しているほう（患側）を向いてもらうようにする。そうすると，喉の健側を通っての嚥下が導かれて，飲み込みやすくなる。

④食具・食器：使用者との "相性" も大切である。また，できる範囲でさまざまな工夫をする必要がある。

嚥下障害よりも運動障害の問題が大きい患者では，最初は手でつかんで食べられるもの（小さなおにぎりやサンドイッチなど）から試みるのも一つの方法である。

⑤食材と食形態：嚥下するためには，口中で食塊としてまとまりやすいことも重要な要素である。あまりに細かくなったものは，対象者の状況によっては，誤嚥の危険性が高まることがある。

「介護食」とよばれる製品も増え，数多く出回っているが，これにも障害の状態との "相性" がある。合わないと，対象者の状況によっては，誤嚥の危険性が高まることがある。障害状態に見合ったものが見つけられれば，介護者の負担の軽減につながる。

食の指導・援助は，例えば上記のうちのどれかに偏っていて，抜けているものがあると，有効な指導・援助とはならない。援助を必要としている一人の患者に配慮した柔軟なものの見方と，各項目ごとの知識・技術の両方が，食事指導・援助においては必要と考えられる。

用状況が関連している。また，在宅で栄養ケアを実施する場合には，ケアするキーパーソン，家庭での設備，経済・社会的問題など，さまざまな要因が関連してくる。これらをすべて管理栄養士が解決することは困難であり，医師，歯科医師，看護師，薬剤師，理学療法士，言語聴覚士，ソーシャルワーカーなど，ほかの職種と連携をとりながら栄養アセスメントを行い，栄養ケア計画を作成することが必要である。その結果，対象者の栄養問題を共有化でき，適切な栄養ケアを実施することが可能となる。

C 栄養・食事療法と栄養補給法

栄養・食事療法，栄養補給は，薬物療法，理学療法などと同様に，臨床栄養学に基づき医療の場で疾病を治癒し，栄養状態を改善する手段の一つとして行われている。

●目的

①必要栄養素を供給することによって，患者の栄養状態を改善する。

②栄養素を適切に投与して，**窒素死**（nitrogen death）を防止する。

③身体機能の異常による生体内変化に応じて栄養素の質的量的調整を行うことにより，病態の改善，またはコントロールを図る。

④患者それぞれの嚥下・咀嚼・消化・吸収能などに対応した栄養投与を行い，食事形態を調整する。

a 栄養・食事療法と栄養補給法の歴史と特徴 ◀

1 歴史 ●

1 栄養・食事療法の歴史

●**世界**　古代，疾病治療の主流は食事療法であった。その後，16世紀に多発した壊血病に対するビタミンC摂取のように，治療法として確立するものも出てきた。

●**日本**　明治時代，政府がドイツ医学の導入を決定したことにより，近代栄養学が日本に紹介された。第二次世界大戦後は，アメリカの医療制度・栄養学が導入され，病人食が体系化された。疾病治療の主体は薬物治療となったが，薬物治療の限界が認識されるようになった現在，食事療法の有用性が注目されている。

　1970年代からは，Dudrickらによって開発された中心静脈栄養が日本に普及し始め，また1980年代には日本独自の成分栄養剤が開発・販売されるなど，静脈栄養法・経腸栄養法の分野が急速な発展を遂げていった。

2 経腸栄養法の歴史

　表2-19参照。

3 静脈栄養法の歴史

　表2-20参照。

窒素死
栄養障害では，体重の減少とともに，除脂肪体重の減少が起こる。これは，具体的には，骨格筋や心筋・呼吸筋などの減少，内臓たんぱく質の減少を伴っており，いわゆる体力の低下を表している。これが進行すると，免疫能の障害，創傷治癒の遷延を招き，最終的には，臓器障害を招来し，死に至る。このような状態を窒素死という。

◀35-114

表2-19 **経腸栄養法の歴史**

- ●1957年 Greenstein と Winitz：総合栄養剤（chemically defined diet）を試作。これは，化学的に明らかな成分（アミノ酸，ブドウ糖，脂肪，ビタミン，ミネラルなど）からなり，消化を必要とせずに完全に吸収される水溶性の経腸栄養剤であった。糞便形成がほとんどないこと，軽量であることに，アメリカ航空宇宙局（NASA）が着目し，宇宙食（space diet）として研究を進めたため，飛躍的に進歩した。
- ●1965年 Winitz：成分栄養剤（ED；elemental diet）として完成→現在の経腸栄養法の基礎となった。
- ●1979年 Kaminski ら：ED を用いて，経腸的栄養投与のみでも完全栄養補給が可能であることを証明→経腸栄養法が中心静脈栄養法と同様の効果をもつ栄養法として広く認識された。
- ●経腸栄養法では，鼻腔よりチューブを挿入する方法が一般的であったが，PEG（経皮内視鏡的胃瘻造設術）の開発により，簡便に胃瘻や腸瘻が造設できるようになった。

表2-20 **静脈栄養法の歴史**

末梢静脈栄養法	中心静脈栄養法
●1628年 Harvey：血液循環系について記述→末梢静脈系が臨床医学の対象となる	
●1654年 Wren：静脈内へワインを投与→静脈を通じて栄養を与えるという概念・行為の出発点となる	
●1831年 Latta：コレラ患者に塩分・水を投与	
●1873年 Hodder：コレラ患者にミルクを投与	
●1937年 Elman：たんぱく質加水分解物の経静脈投与に成功	
●1950年代 ブドウ糖とたんぱく質加水分解物の末梢静脈投与法が確立←カテーテルの材質や挿入方法を改良	●1952年 Aubaniac：鎖骨下静脈カテーテル留置法を開発 ●1953年 Seldinger：カテーテルを改良
●1961年 Wretlind：脂肪乳剤を開発・末梢静脈投与に成功→本格的に末梢静脈栄養法が始まる。しかし，末梢静脈炎や血管痛などにより，十分な栄養補給ができないというケースが目立つようになった	●1968年 Dudrick：高カロリー輸液の開発に成功→太い静脈から高濃度のブドウ糖液とアミノ酸液を投与して，静脈栄養のみで十分な栄養を補給できることを証明。この方法は，TPN（total parenteral nutrition）と名付けられ，世界中で用いられるようになった

2 特徴

　栄養補給は経口的に食物を摂取することが自然であるが，経口的に十分な栄養量を補給できないなどの場合は，腸管が使用可能であれば経腸栄養法，腸管を使用できない場合は静脈栄養法の強制栄養補給法を用いる。

1 食事療法の特徴

　①口から摂取することで，味覚を楽しみ，異物・腐敗物の摂取を防止できる。

　②食品の組み合わせや調理法で，摂取栄養素の質・量を調節する。

　③食欲や嗜好による影響が大きい。

2 経腸栄養法の特徴

　①栄養成分の配合が適切。

　②消化・吸収しやすい。

　③調製が簡単である。

　経腸栄養剤は，経鼻あるいは胃瘻など経管的投与が一般的であるため，チューブ内をスムーズに通るように，流動性を確保している。

　粉末の経腸栄養剤の場合は，使用時に患者に合わせた濃度に溶解するため，短時間で均一に溶解できるようにつくられている。最近では，あらかじめ調製してある液状タイプが増えている。液状タイプは取り扱いが簡単であるのに加え，無菌状態を保つことができる点でも優れている。

③ 末梢静脈栄養法の特徴

①基本的には糖・電解質液，アミノ酸液，脂肪乳剤などを組み合わせて投与する。ビタミン剤，微量元素剤の投与も考慮する。

②高浸透圧となる高濃度の栄養輸液が利用できないため，エネルギー投与量に限界がある。糖・電解質液，アミノ酸液とも 10～12%以下にしなければならない。末梢静脈栄養法のみでは十分なエネルギー，たんぱく質を投与することができない。

　最近では，糖・電解質液とアミノ酸液の**ダブルバッグ方式**，これにビタミン剤が加わったトリプルバッグ方式，ビタミン・微量元素も加わったクワッドバッグ方式なども用いられる。

④ 中心静脈栄養法の特徴

①高カロリーの栄養補給が可能。

②**カテーテル**によるトラブルが懸念される。

　1日に 1,600～2,400kcal，アミノ酸 60～80g 程度の補給が可能（末梢静脈栄養法では1日に 700～1,400kcal 程度）。ダブルバッグ方式の高カロリー輸液用基本液に，脂肪，ビタミン，微量元素を適切に追加して1日に必要な栄養素のほとんどを補うように調整する。しかし，カテーテルの使用に関係する重篤な合併症を引き起こすことがある。

3　栄養補給法の選択 ●◀

① 栄養補給法の選択：EN か TPN かの選択基準

　静脈経腸栄養ガイドライン（日本静脈経腸栄養学会編）では，EN か PN かの選択基準の大原則として「腸が機能している場合は腸を使う」をあげている。すなわち，EN は PN より生理的であり，以下の長所があげられている。

・**バクテリアルトランスロケーション**が起こりにくい：長期間の TPN では腸管の上皮粘膜が萎縮することから起こるバクテリアルトランスロケーションが，EN では起こりにくい。

・治療成績がよい：TPN と同等あるいはより優れた治療成績をあげている。

・肝障害が起こる可能性が少ない：TPN でみられる腸を使わないことによる肝障害が，EN では少ない。

・胆汁うっ滞や胆石となる可能性が少ない：長期間の避腸栄養でみられる胆汁うっ滞や胆石が，EN では少ない。

・糖尿病や耐糖能異常など代謝性の合併症が起こる可能性が少ない：TPN では

ダブルバッグ方式
糖・電解質液とアミノ酸液を別々のバッグに詰め，使用時に混合して投与する方式。最初から糖・電解質液とアミノ酸液を混合しておくと，時間が経過する中で，徐々に褐色に変化するメイラード反応を起こすため，別々に詰める。

カテーテル
医療用に用いられる管のこと。中心静脈栄養に用いられるものではシリコン製が多い。

◀38-114
37-114

バクテリアルトランスロケーション
bacterial translocation。細菌などが腸管壁を通過し，体内に侵入する現象。

糖尿病や耐糖能異常が発生しやすいが, EN では少ない。

・カテーテル挿入・管理時の合併症などのトラブルが起こらない：TPN では, カテーテル挿入時に気胸, 血胸, 空気塞栓などを, 管理中にカテーテル熱, 敗血症, 空気塞栓などを起こしやすい。EN では起こらない。

・管理がしやすい：TPN では 24 時間体制での厳重な監視が必要で, NST による管理が望ましい。EN ではルーチンの管理でよい。

・経費が安価である：EN は TPN に比べ, 薬剤, 器材, 器械, 人件費などの面で経費がかからない。

●経腸栄養の禁忌・静脈栄養の絶対的適応

・汎発性腹膜炎, 腸閉塞, 難治性嘔吐, 難治性下痢, 活動性消化管出血

2 栄養補給法の選択：TPN か PPN かの選択基準

● TPN の目的と適応　静脈からエネルギーを十分量投与する必要が 2 週間以上になる場合。短腸症候群, 大手術の周術期, 炎症性腸疾患, 化学療法患者などが適応される場合がある。

・TPN の処方を行う上で重要な目安として, NPC/N がある（p.53）。

● PPN の目的と適応　通常の外傷や手術で, 栄養状態が保たれており, 絶食期間が 7～10 日程度で済む場合。

・経口摂取の不足を補う場合は, PPN の適応となる。

・PPN は, 静脈炎, 血管痛は起こるが, TPN のような重篤な合併症を起こすことが少ない。

・脂肪乳剤を併用しても, 投与量は 1,000 ～ 1,300kcal/ 日程度である。

3 栄養補給投与経路の選択基準

　現在, 世界基準となっている ASPEN（アメリカ静脈経腸栄養学会）のガイドライン（1987 年）は, EN と TPN を対立させ, 適応を分けるという形式で作成された。しかし, その後, EN と TPN を互いに補完し合うものとして捉える考え方が生まれ, 1993 年の新しいガイドラインでは栄養補給経路, 栄養補給の処方を選択する基準, 誤嚥の危険性, 臓器機能不全の可能性などといった要因が加えられ, 2002 年にはそれまでの臨床研究の成果を加えてさらなる改訂が行われた。なお, 静脈栄養, 経腸栄養の選択に関するアルゴリズム（**図 2-7**）は日本でも広く用いられている。ただし, 術後の移行期などの場合は, 静脈栄養法と経腸栄養法を併用して栄養管理をすることがある。

b 経口栄養法

1 目的

　経口栄養法では, 必要なエネルギー量, 栄養素量を充足し, 栄養状態を維持・改善することや, 代謝異常, 消化吸収の低下, 循環器機能の低下などの生体内変化に応じたエネルギーや栄養素の量的調整, 質的調整によって, 疾病の改善や治癒に貢献することなどが目的となる。

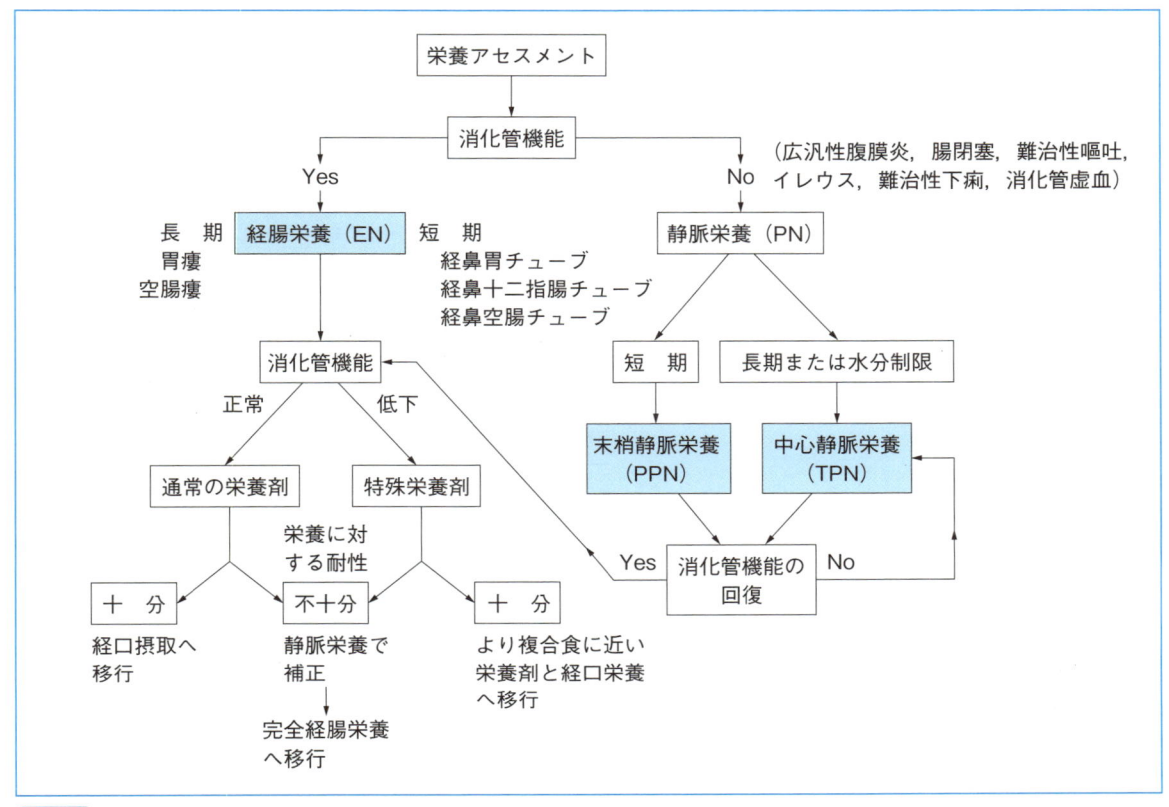

図2-7 栄養補給の経路に関する臨床的判断のアルゴリズム（ASPEN，2002年）

2 一般治療食

　病院食には，一般食（一般治療食）と特別食（特別治療食）がある（図2-8）。

　エネルギーや栄養素の量的・質的調整を必要としないもので，自然治癒力や体力を回復させることで，間接的に疾患の治癒に寄与することを目的とするもの。主食の形態によって分類されるものと，ライフステージなどを考慮した食事もある。

形態的分類

1 常食

　栄養的制限がなく日常食に近い食事。性別，年齢，身体活動レベルなどを考慮し，適正エネルギーの範囲内で栄養バランスが整えられている。

　・対象：消化吸収や嚥下・咀嚼機能に障害のない患者

2 軟食

　主食が粥。濃度によって，全粥食・七分粥食・五分粥食・三分粥食・一分粥食（おまじり）に分けられ，病態によって選択される。副食は消化しやすい料理が基本で，主食の硬さに対応した食品・料理が選ばれる。

　・対象：消化器系疾患，術後，食欲不振，口腔・嚥下機能低下時

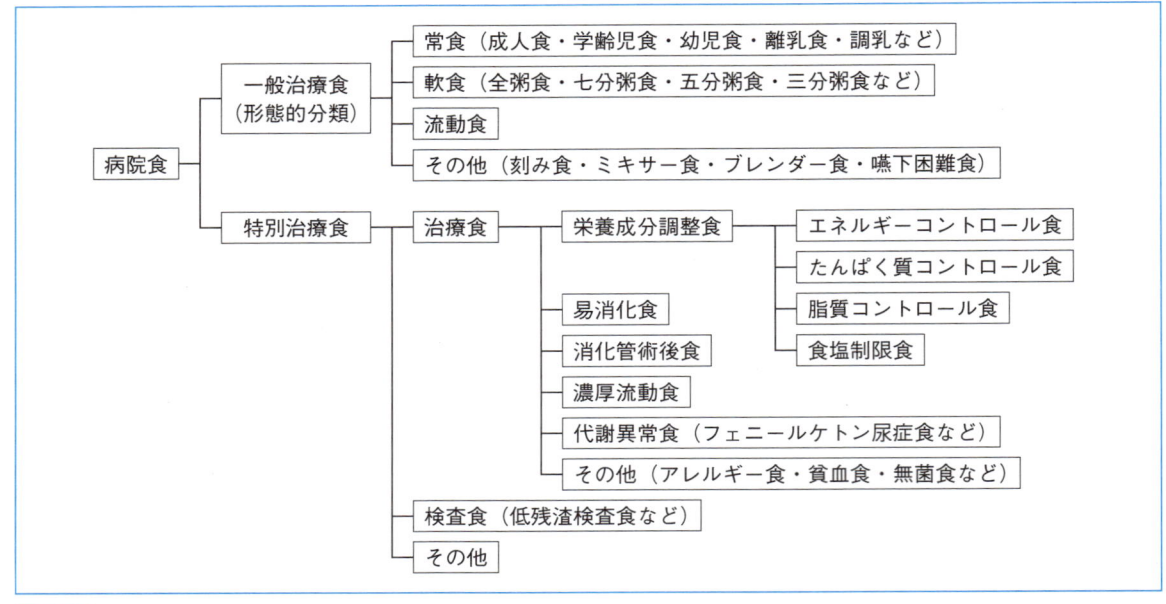

図2-8 病院食の種類

3 非固形食

　患者の病態・機能に合わせて形態を調整した食事。刻み食やブレンダー食のように，食品形態に手間をかけるほど栄養素損失が大きくなることに注意する必要がある。

●**流動食**　流動状の食事，または口の中で流動状となる食事。刺激がなく低残渣で，消化管の通過が早く，消化がよい。

　主食は重湯，くず湯で，卵，牛乳，白身魚などを清汁・ポタージュなどの流動状にする。野菜・果物はピューレやゼリー状，ジュースなどにしてとる。

　流動食は水分が多く，各栄養素の必要量を満たせないため，期間をできるだけ短くする。長期に及ぶ場合は，濃厚流動食や静脈栄養を併用する。

　・対象：口腔・歯・食道障害，重症消化器疾患，術後の食事開始時，食欲不振・全身衰弱などの理由で極度の消化機能低下がみられる場合など

●**刻み食**　食材を細かく刻んだもの。一口大から極細まで病態に合わせて調整する。ただし，嚥下機能に障害がある場合は，かえって誤嚥を起こす危険性がある。

●**ミキサー食**　フードプロセッサーを利用してつくった食事。

●**ブレンダー食**　ブレンダー（食材をつぶす調理器具）を用いてペースト状にした食事。

●**嚥下調整食**　嚥下障害のある患者を対象とした食事。嚥下障害がある場合は，液状よりもとろみ食が有効である。料理にとろみをつける調整食品，とろみのついた調整食品が多数市販されている。凝集性があり付着性が低く，均一性のある食品が適切とされている。

ライフステージを考慮した食事

　高齢者食，成人食，妊産婦食，学齢児食，幼児食，離乳食，調乳など。

表2-21 栄養成分調整食と適応疾患

栄養成分調整食	適応する疾患
エネルギーコントロール食	肥満症，糖尿病，高血圧症，脂質異常症，痛風，甲状腺機能障害，脂肪肝，急性肝炎回復期，慢性肝炎，肝硬変代償期，心疾患，貧血，妊娠高血圧症候群，授乳期　など
たんぱく質コントロール食	糸球体腎炎，ネフローゼ症候群，腎不全，糖尿病性腎症，透析，肝硬変非代償期，肝不全，低栄養，熱傷　など
脂質コントロール食	急性・慢性膵炎，脂質異常症，動脈硬化症，急性肝炎，胆石症，胆嚢炎　など
食塩制限食	腎臓疾患，うっ血性心疾患，肝硬変，高血圧症，動脈硬化症　など

3 特別治療食

　特別治療食は，エネルギーの量的調整，栄養素の量的・質的調整，消化管保護を目的として食事の質や量を考慮することで，疾病のコントロールや病態の改善を図ることを目的としたものである。医師の発行する食事箋に基づいてつくられるものであり，その分類方法には，疾患別分類と栄養素主成分別分類がある。**表2-21**には，栄養素主成分別分類の例を示した。

1 疾患別分類

　疾患名を冠した名称を用いて食事を分類する方法（例：腎臓食，肝臓食，糖尿食，胃潰瘍食，貧血食，膵臓病食など）。

　疾患別分類は従来から行われている方法である。疾患名に対応した献立が用意されるのでわかりやすいが，すべての疾患名に対応するのは不可能である。また，医学や栄養治療の進歩により食事療法が細分化し，病態や合併症などに合わせるなど治療食の種類が増えたことによって，栄養管理上の問題が生じてきた。

　そのため，栄養素の特徴で整理区分して栄養管理を行おうとする主成分別分類という考え方が生まれた。

2 栄養素主成分別分類

　栄養成分調整食ともいう。栄養管理の目的に応じて，栄養成分別に食種を分類する方法（**表2-20**）。最近ではこの方法を採用する医療施設が増えてきている。

● **エネルギーコントロール食**　1日に摂取する総エネルギー量を調整した食事。規定された総エネルギー量の中で，エネルギーに対するたんぱく質，脂質，炭水化物の比（PFC比）を15〜20%，20〜25%，55〜60%程度とする。たんぱく質の異化を防ぐため，たんぱく質量を十分確保する（1日に1.2g/kg）。ビタミンとミネラルは，食事摂取基準を満たすようにする。

・低エネルギー食（エネルギー制限食）：1,000〜1,800kcal/日の食事。エネルギー制限を必要とする疾患・病態に用いられる。

・高エネルギー食：2,000〜2,800kcal/日の食事。甲状腺機能亢進症など，代謝の亢進あるいは必要エネルギー量の増大に伴う疾患・病態に用いられる。

年齢・性別，身長・体重によって患者それぞれのエネルギー消費量が異なる。そ

の人のエネルギー消費量を下回る場合は低エネルギー食，また，代謝亢進などによって健常時より上回る場合は高エネルギー食となる。

●**たんぱく質コントロール食**　疾患によるたんぱく質代謝の変化に対応するため，たんぱく質量を調整した食事。軽度のたんぱく質制限では 0.8〜1.0g/kg 理想体重 / 日，厳しいたんぱく質制限では 0.6〜0.8g/kg 理想体重 / 日。

・高たんぱく食：たんぱく質増加に伴い脂質が増加するので，脂肪エネルギー比率が 20〜30％を超えないように注意する。熱傷，低栄養など，たんぱく質代謝が亢進している疾患・病態に用いられる。

・低たんぱく食：体たんぱく異化を抑制するために十分なエネルギーの確保が重要である。減らしたたんぱく質性食品分のエネルギー量を脂質，炭水化物で補う。脂質を増やす際は，飽和脂肪酸の量に留意する。

基本的には腎不全や肝不全など，体内でたんぱく質の処理が不完全な疾患に用いられる。

●**脂質コントロール食**　脂質の消化・吸収能力が低下している場合，脂質代謝を改善する場合に用いる，脂質コントロール食は，脂質の量だけでなく質も考慮する必要がある。

・低脂質食：脂質量を病態に応じた制限量に減らし，不足エネルギーを炭水化物で補う。長期実施は，必須脂肪酸，脂溶性ビタミンの不足を招く。

・脂質の食事摂取基準：脂質の目標量は，エネルギー比率 20〜30％である。飽和脂肪酸を習慣的に多く摂取すると種々の疾患のリスクに関連することが明らかになっており，目標量は 18 歳以上男女で 7 ％以下（エネルギー比率）となっている。n-3 系多価不飽和脂肪酸は，循環器疾患の予防に有効であったり免疫賦活の効果が報告されているが，エビデンスはまだ不十分のため，目安量が設定されている。

n-3 系脂肪酸の目安量は，男性 18〜49 歳 2.0g/ 日，50〜74 歳 2.2g/ 日，75 歳以上 2.1g/ 日，女性 18〜49 歳 1.6g/ 日，50〜64 歳 1.9g/ 日，65〜74 歳 2.0g/ 日，75 歳以上 1.8g/ 日となっている。

●**食塩制限食**　ナトリウム制限が必要な場合など，食塩摂取量を 6g/ 日未満に減らした食事。単独では用いず，基本となる治療食に食塩制限を加えるかたちとなる（例：軟食減塩食，糖尿病減塩食など）。

●**検査食**　食品や栄養素が検査結果に及ぼす影響を取り除くための食事（例：**潜血食，注腸食，乾燥食，ヨード制限食**など）。

なお，特別治療食には，診療報酬の加算対象となるものがある。

●**加算対象食**　腎臓食，肝臓食，糖尿食，胃潰瘍食，貧血食，膵臓食，脂質異常症食，痛風食，てんかん食，先天性代謝異常食（フェニールケトン尿症食，楓糖尿症食，ホモシスチン尿症食，ガラクトース血症食），治療乳，無菌食，特別な場合の検査食（単なる流動食・軟食を除く）など（p. 12，**表**1‒6）。

潜血食
消化管出血を確認するための食事。方法としてはグアヤック法・オルトトリジン法，下部消化管に対するヒトヘモグロビン法がある。グアヤック法・オルトトリジン法では，検査を陽性とする食品を除外した食事を提供する。また，血液と同じ反応を示す薬剤（例：鉄剤）等が禁止される。

注腸食
大腸 X 線検査や大腸内視鏡検査を実施する前日に，腸内の残渣物を取り除くことを目的として提供する食事。最近では，1 日分のセットとなった調理済食品がある。

乾燥食
尿細管の再吸収能を調べるフィッシュバーグ濃縮試験前日の夕食に，一定の水分量を与える目的で提供される食事のことである。

ヨード制限食
^{131}I 摂取率，排泄率，たんぱく質結合ヨウ素の測定時に影響を与える食事中のヨウ素を制限するもので，一般には，ヨウ素が 0.5mg / 日以下となるよう調製する。

4 食品選択と献立作成●

入院患者の食事は，すべて医師の処方により指示がなされる。従来は，医師が約束食事箋の冊子を参照しつつ，食事箋用紙に記入して食事注文を行っていたが，現在では食事箋規約は電算化され，端末に入力されているので，容易な食事注文が可能となっている。

●食品選択・献立作成のポイント

①疾患の治療，健康の回復に寄与することを目的とする：常食の場合でも，臨床検査値，性，年齢，体格，嗜好に合った食事を提供するといった個人対応をできる限り行うことが望ましい。

②疾患別にパターン化された食品構成，栄養量にとらわれず，主成分別分類の考え方を基本に，臨床病期に応じて必要となる栄養素を摂取できるよう配慮する。

③決められた予算内で栄養基準量を満たしたものを作成する。

④施設内の調整能力，配食までの流れを考慮し，無理のない調理法などを選ぶように配慮する。

⑤患者の嗜好や習慣に適したものになるよう創意工夫する：季節感，色彩，切り方，盛り付け，味付けなど。

また，各患者の病態に対応した献立に基づく治療食が，その患者のもとに正しく配食されるよう，患者食管理表の各項目をチェックするという管理体制がとられている。

c 経腸栄養法◀

◀38-114
37-113
36-114
35-115
34-113

1 目的●

経口的栄養摂取が不可能な場合，あるいは経口摂取だけでは必要量を満たせない場合に，必要な栄養量を確保するために行う。

2 適応疾患●

① 経腸栄養適応疾患

●経口摂取が不可能または不十分な場合　上部消化管通過障害（食道がん，胃がんなど），外科手術後，気管支内挿管，放射線療法・化学療法施行患者，脳梗塞などによる意識障害，神経障害　など

●消化吸収不良疾患の場合　クローン病，短腸症候群，アミロイドーシス，慢性膵炎，膵切除後，たんぱく漏出性胃腸症，大腸手術前管理　など

短腸症候群でも残存小腸が 30cm あれば経腸栄養は可能である。

② 経腸栄養禁忌疾患

腸閉塞（イレウス），消化管穿孔，消化管出血，腸管麻痺，激しい下痢，消化管瘻，ショックなど。

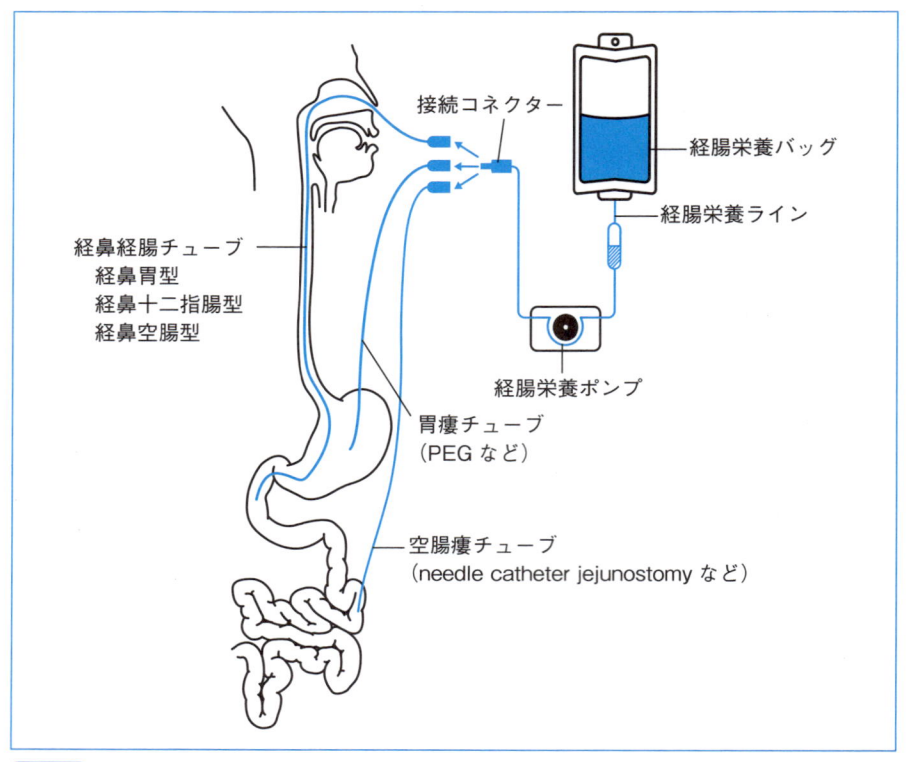

図2-9 経腸栄養法の投与経路
資料）第4章 山川　満：栄養補給法，臨床栄養学Ⅰ，p.72（2012）第一出版を一部改変

3　投与方法

投与ルート

1 経鼻ルート（図2-9）

　細径の栄養チューブを経鼻的に消化管内に挿入し，そのまま留め置く。鼻部をばんそう膏などで固定してチューブから経腸栄養剤を投与する方法で，約4週間以内の栄養管理を行う際に用いられる。

　チューブ先端を留意する位置により，経鼻胃型，経鼻十二指腸型，経鼻空腸型に分けられる。

2 胃瘻・腸瘻ルート（図2-9）

　通常，4週間以上の長期にわたって経腸栄養を実施する場合に行われ，人工的に胃，または空腸に瘻孔を造設し，チューブを挿入して留置する方法である。

●**胃瘻**　①経鼻経路での栄養補給ができない患者（意識的・無意識的に経鼻チューブを抜いてしまう患者，鼻，咽頭，頸部などに障害があり経鼻的挿入が不可能な患者など），②長期（4週間以上）の経腸的栄養管理が必要とされている患者の場合は，胃瘻の造設を検討する。胃瘻から栄養チューブを胃内部に挿入し，それを通して経腸栄養剤を投与する。最近では，外科的処置を必要としないで，内視鏡下で実施するPEGという手術法がとられることが多い（p.57，側注）。PEGによって造設された胃瘻は，通常の胃瘻と比べて管理が簡便であり，在宅

で経腸栄養を実施するときにも便利である。

●**空腸瘻**　　胃が使用不可の場合，逆流・誤嚥性肺炎のリスクが高い場合に検討する。空腸瘻から栄養チューブを空腸内に挿入し，低速持続投与で経腸栄養剤を投与する。

投与の実際

投与方法は，患者の状態に適したものを選ぶ。経腸栄養開始時は，原則として少量からスタートして徐々に患者の体を順応させ，1 週間程度で目的とする投与量で投与が行えるようにする。開始時の投与速度は 20 ～ 50mL/ 時とする。

●**持続投与**　　経腸栄養剤を 1 日 24 時間，持続的に投与する方法である。主に，カテーテル先端を空腸内に留置する場合に実施され，投与速度は 100mL/ 時以下とする。

●**周期的投与**　　経腸栄養剤を昼間あるいは夜間だけに投与し，投与する時間帯と投与しない時間帯を交互に設定する方法である。

●**間歇的投与**　　経腸栄養剤を朝，昼，夕に 1 日 2 ～ 3 回，2 ～ 3 時間かけて投与する方法であり，主に胃内投与時に用いられる。

●**ボーラス（短時間）投与**　　経腸栄養剤を 15 ～ 20 分で投与する方法で，主に胃瘻からの投与に用いられ，半固形化経腸栄養剤の注入などが該当する。

投与時に必要な器具・機械

●**容器（コンテナ）**　　コンテナには，ポリカーボネート製，ポリエチレン製などの硬質コンテナと，ビニル製の柔軟なコンテナがある。コンテナの下部には突起部分があり，接続チューブとつながるようになっている。最近では，コンテナと接続チューブ，ポンプチューブを一体型としたものや，経腸栄養剤が密閉バッグに入った ready to hang（RTH）製品として販売されているものもある。

●**経腸栄養ポンプ**　　投与速度を厳密に設定したい場合や，空腸への投与を行っている場合，血糖コントロールが必要な患者，下痢・腹部膨満を起こしやすい場合などが対象となる。

●**カテーテル（チューブ）**　　塩化ビニル，ポリ塩化ビニル，ポリウレタン，シリコン，シリコンゴムなど，安全で変質しにくく堅牢な材質のもの，X 線不透過のもの，違和感が少なく柔軟性があり挿入しやすいものが望ましい。

カテーテルの太さは，経鼻用 5 ～ 18Fr，胃瘻 10～20Fr，腸瘻 8 Fr とする（外径 1 Fr ＝ 1 / 3 mm）。成分栄養剤（ED）では，内径 1 mm のカテーテルでも詰まることはなく，半消化態栄養食（剤）では内径 2 ～ 3 mm のカテーテルが必要となる。

4　経腸栄養剤の種類

わが国では，経腸栄養剤は，食品と医薬品とに大別される（**表 2**–**22**）。食品には，半消化態栄養食と消化態栄養食，医薬品には，半消化態栄養剤と消化態栄養剤，成分栄養剤があり，本項では食品と医薬品を合わせて経腸栄養剤とした（**図 2**–**10**）。

表2-22 経腸栄養剤の種類と特徴

	食品	医薬品	
	半消化態経腸栄養剤	消化態経腸栄養剤	成分栄養剤
成分の形態	──────────────────────→ 消化態		
たんぱく質（窒素源）	分離抽出たんぱく質	たんぱく質加水分解物（主にオリゴペプチド）	結晶アミノ酸
糖質	デキストリン	デキストリン	デキストリン
脂質	大豆油，とうもろこし油，中鎖脂肪酸	大豆油，とうもろこし油（少量）	大豆油（微量）
ビタミン	各種ビタミン剤		
ミネラル	各種ミネラル剤		
食物繊維量	一部食物繊維含有	微量／ゼロ	ゼロ
必要とする消化能	大 ───────────────── 小		
残渣量分子サイズ	大 ───────────────── 小		
浸透圧	小 ───────────────── 大		

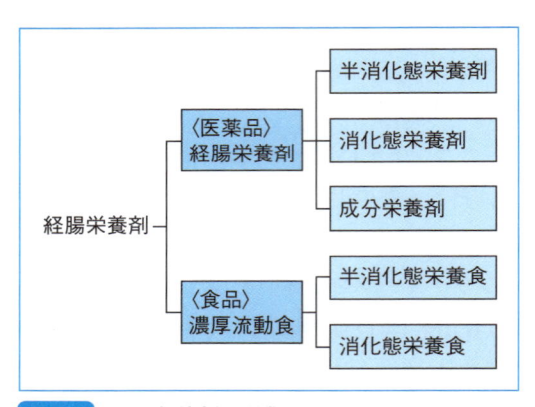

図2-10 経腸栄養剤の分類

注）経腸栄養剤：食品と医薬品を含める。
資料）日本静脈経腸栄養学会編：静脈経腸栄養ガイドライン
　　　第3版，p. 25（2013）照林社

消化態による分類

●**半消化態栄養食（剤）**　　生体が必要とする栄養素（エネルギー，糖質，脂質，たんぱく質，ビタミン，ミネラルなど）すべてを含み，単独で十分な栄養必要量を効率よく投与できる。

　　窒素源として大豆たんぱく質や乳たんぱく質が用いられ，脂肪が豊富である。したがって，使用に当たっては，ある程度正常な消化・吸収能力が必要となる。

　　鉄やカルシウム，亜鉛など不足しやすい栄養素を強化した製品もある。

●**消化態栄養食（剤）**　　成分のほとんどがすでに消化されたものと同様な状態となっているので，消化・吸収能力が低下していても使用できる。

　　窒素源は，アミノ酸とオリゴペプチド（ジペプチド，トリペプチド）。

●**成分栄養剤（ED；elemental diet）**　　腸粘膜からすばやく吸収できるように，成分のほとんどがすでに消化されたものと同様の状態になっている医薬品。

　　窒素源は結晶アミノ酸のみで，脂肪は全エネルギー量の約 1.5％相当量と非常に低い。浸透圧は，半消化態栄養剤に比べて高い。

糖質を消化態の状態にすると浸透圧が高くなりすぎるため，半消化態栄養食(剤)，消化態栄養剤，成分栄養剤には，糖質としてデキストリンが使われることが多い。

病態別分類

●**肝疾患**　　肝疾患患者ではアミノ酸バランスが崩れ，血中アミノ酸のフィッシャー比が低下する。分岐鎖アミノ酸（BCAA）が強化された高フィッシャー比の栄養剤が使用される。

●**腎疾患**　　腎疾患患者ではたんぱく質，ナトリウム，カリウム，リンの制限が必要となるため，これらが制限された NPC/N 比が高い栄養剤が使用される。

●**糖尿病**　　血糖コントロールを目的とした炭水化物エネルギー比 30％のものがあり，脂質エネルギー比は 50％となっている。

●**COPD**　　高脂質，低炭水化物の栄養剤を使用する。脂質のエネルギー比は 55％と著しく高く設定されている。

5　合併症

　　EN は TPN に比べ生理的であり，管理も容易であるが，いろいろな合併症がみられる。合併症は大別して，経腸栄養剤によるもの，代謝性合併症，カテーテル（チューブ）によるものの 3 種類に分けられる。

1　経腸栄養製品による合併症

　　下痢（最多），便秘，吐き気，嘔吐，腹部膨満，腹痛などの腹部症状。

●**下痢対策**

①投与速度：遅くする。　　　　　　　　　　投与エネルギー量が低下してしまう
②投与量：一度に投与せず，量を減らす。　　ので注意

③温度：常温で投与。調整後，冷蔵保存せず速やかに投与する必要がある。

○ Column｜咀嚼・嚥下障害をもつ患者に対する経腸栄養剤の投与

　　健常者の経口摂取とは異なり，咀嚼や嚥下に障害のある患者では摂取しやすい形態・内容の経腸栄養剤を投与する。

●**口腔・頸部疾患**

　　口腔・舌の疾患や外傷，頸部の疾患術後，外傷などによって固形物を摂取できない，十分な栄養量を確保できないという場合は，経口で流動状の経腸栄養剤を投与する。

●**消化器がん患者・術後患者**

　　消化器がん患者または術後患者が，固形物摂取の困難や食欲減退などによって十分な栄養量を確保できない，あるいは栄養のバランスが悪いといった場合，経口で流動状の経腸栄養剤を投与する。

●**脳血管障害患者・脳腫瘍術後患者の回復期**

　　脳梗塞や脳出血などの脳血管障害患者，脳腫瘍の手術後の患者は，病態が重篤で経口摂取が難しい場合，ほかの栄養補給法を選択する。しかし，ある程度機能が回復してきたら，経口で流動状の経腸栄養剤を投与したり，通常食に流動状経腸栄養剤で補充するといったかたちで栄養補給を行う。

④浸透圧：高い栄養剤は，下痢の原因となる。

⑤食物繊維：含まない栄養剤は，下痢の原因となる。

●嘔吐対策

①投与速度：遅くする。

②投与量：一度に投与せず，量を減らす。] 投与エネルギー量が低下してしまうので注意

③体位：ファーラー位，30°以上に挙上。

④粘度：半固形タイプの栄養剤。投与に加圧ポンプが必要で，細いチューブが使用できない。

●感染対策

①感染症リスクの厳重な管理が必要な場合は，バッグタイプの栄養剤を用いる。

②経腸栄養剤は細菌の増殖に適した液体である。調整容器は衛生的に扱う必要がある。

③調整は投与直前に行い，投与まで時間がある場合は冷蔵保存する。

④開封した栄養剤は冷蔵保存し，常温で8時間以上放置したものは廃棄する。

② 代謝性合併症

成分栄養剤・消化態栄養剤の脂質含有量は微量のため，脂肪乳剤を投与しなければ必須脂肪酸欠乏症が発生。

●対策　定期的に検査・診察を行って，合併症の防止・早期発見を心掛ける。

③ カテーテルによる合併症

カテーテル挿入部の炎症，カテーテルの位置異常により，逆流，誤嚥，**誤嚥性肺炎**，カテーテルの閉塞，静脈への誤注入（静脈輸液経路に誤って接続）。

●対策

・カテーテル挿入部の炎症：経鼻カテーテルは軟らかいものに換える。

・カテーテルの位置異常：カテーテル先端の留置位置は，患者によって異なるが，胃内，十二指腸内，空腸内と3つから選択され，その位置が適切であるかを必ず確認してから，投与を開始する。

誤嚥性肺炎
脳血管障害，口腔・咽頭・喉頭疾患，食道疾患などから嚥下障害が生じ，咽頭内容物が咽頭から気管へ落ち込む吸引または流入，嘔吐時の胃内容物の気管への流入により，肺に異物や細菌が侵入して起こる肺炎。

○ Column | 経腸栄養法のモニタリングと再評価

　下記のモニタリング項目について定期的に測定し，合併症の有無を確認するとともに，改善しているか否か再評価を行う。必要に応じて，血清ビタミンや微量元素の測定も行う。

●モニタリング項目

　脱水，浮腫，腹水，嘔吐，下痢，便秘，腹部膨満，悪心，褥瘡，身体計測（体重，SSF，TSF，AMCなど），末梢血液検査，血液生化学検査（TP，Alb，TTR，RBP，血糖，クレアチニン，アンモニア，BUN，赤血球数，白血球数，T-Cho，TG，電解質など），安静時エネルギー消費量

●モニタリング頻度

・水分出納：毎日

・血糖値：投与量増量中は1～3日に1回，維持期は3～7日に1回

・体重・生化学検査：3～7日に1回

・末梢血液検査：7日に1回

・逆流性の肺炎：カテーテルの先端を胃幽門以下の十二指腸まで挿入する。胃内の停滞量を確認して投与量を調節する。

・カテーテルの閉塞：投与後に必ず洗浄する。閉塞した場合は交換が必要。

・静脈への誤注入：カテーテル接続器具の形態類似が原因の場合が多いため、ラインからの誤接続を防ぐには確実な識別方法を考案する。

6 在宅経腸栄養管理●

入院の必要はないが、経口摂取のみでは必要栄養量を確保できない場合、在宅で経腸栄養補給を行う。注入用容器、注入ポンプ、カテーテルなど必要な器材は、患者の使用能力、ライフスタイル、経済性等を考慮して選択する。

下痢や誤嚥性肺炎などの合併症への対応法など、患者への教育が不可欠である。

d 静脈栄養法

◀36-115
34-114

消化管機能に障害がある疾患、または消化管を使用しないほうがよい疾患の場合、栄養素を直接代謝の場に投与する静脈栄養が行われる。

1 適応疾患●

●**経腸栄養法が不可能・不十分な場合**　胃・食道・膵臓などの消化器系のがん、腸閉塞、広範囲の熱傷・外傷、大手術の術後、放射線療法・化学療法施行患者、激しいつわり　など

●**経腸栄養法が好ましくない患者**　消化管出血、急性膵炎、激しい下痢、潰瘍性大腸炎、クローン病　など

2 投与方法●

1 中心静脈栄養（TPN；total parenteral nutrition）

以前は、高カロリーを輸液として補給できることからIVH（intravenous hyperalimentation）と呼ぶこともあったが、現在、IVHは国際的には使用されておらず、TPNが正式名称となっている。上大静脈にカテーテルを挿入して栄養補給を行う方法（図2-11）。

大量の血液によって瞬時に希釈されるため高濃度の栄養剤が注入でき、1日に必要な栄養素を十分に補給することができる。

2週間以上の長期の栄養補給に用いられるため、カテーテルによる合併症、代謝に関連する合併症を引き起こしやすく、注意が必要である。

2 末梢静脈栄養（PPN；peripheral parenteral nutrition）

主に上肢の末梢静脈を使用して、栄養剤を投与する方法。短期間（2週間以内）の栄養法である。末梢静脈にカテーテルを穿刺し、栄養剤を滴下しながら投与する（図2-12）。そのため、高浸透圧となる高濃度の栄養剤は使用できない。したがって、十分な栄養量を確保することは難しく、重度の栄養不良や大量の栄養素を必要とする場合には適さない。また、栄養素を多く投与するためには水分量も増やす必要があり、水分制限のある疾患にも適さない。

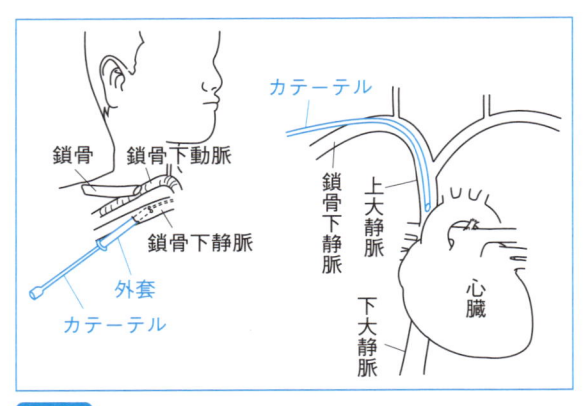

図2-11　高カロリー輸液：鎖骨下静脈カテーテル挿入法
資料）山川　満：第4章　栄養補給法，臨床栄養学Ⅰ，p.84（2012）第一出版

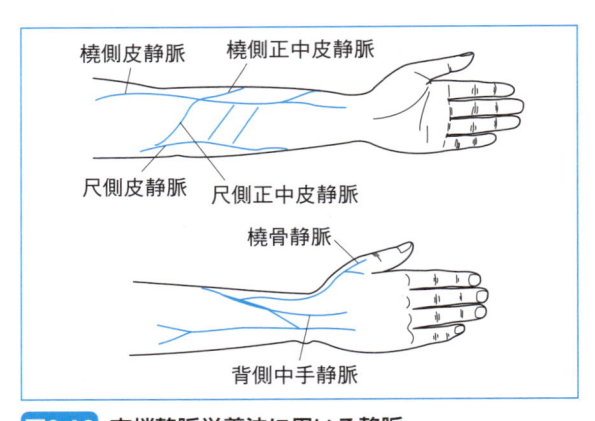

図2-12　末梢静脈栄養法に用いる静脈
資料）山川　満：第4章　栄養補給法，臨床栄養学Ⅰ，p.81（2012）第一出版

3　輸液の種類

1　中心静脈栄養剤

●**高カロリー輸液**　基本液。糖質と電解質（ナトリウム，カリウム，カルシウム，リン，マグネシウム，クロールなど）が主体で，それに微量元素の中の亜鉛を配合した溶液。高カロリー輸液用キット製品として，糖・電解質液，糖・アミノ酸・電解質液，糖・アミノ酸・電解質・ビタミン液などがある。糖質濃度は12～35％まであり，開始当初は低濃度とし，徐々に濃度を高めていく。糖質源は主にブドウ糖であるが，製品によっては，果糖やキシリトールが用いられる。ブドウ糖の投与速度は5 mg/kg/分を上限とする。

●**アミノ酸**　窒素源としてアミノ酸製剤を用いる。濃度は10～12％。

●**脂質**　脂肪を乳化した脂肪乳剤で投与し，総投与エネルギー量の20～30％を占める。脂肪乳剤の主原料は精製大豆油であるため，n-6系多価不飽和脂肪酸の供給量は十分であるが，n-3系多価不飽和脂肪酸の供給量は少ない。脂肪乳剤の投与上限速度は0.1 g/kg/時とする。一般的な脂肪乳剤は，微小な粒子にミセル化された状態で凝集分離を防ぐため，アミノ酸，糖電解質製剤と混合して投与してはならない。

●**ビタミン**　脂溶性ビタミンA・D・E・K，水溶性ビタミンB_1・B_2・B_6・B_{12}・C，ニコチン酸アミド，葉酸，ビオチン，パントテン酸を加えた総合ビタミン剤を投与する。投与していても欠乏となる場合が多く，特にビタミンB_1の欠乏で起こる代謝性の乳酸アシドーシスは死に至る場合が多いため，注意が必要である。ビタミンB_1は，3 mg/日以上投与する。

乳酸アシドーシス
ビタミンB_1が欠乏することでブドウ糖の代謝産物であるピルビン酸がアセチルCoAに転換されず，乳酸への変換が起こり，血中に乳酸が異常に蓄積することで生じるアシドーシス。

●**微量元素製剤**　鉄，亜鉛，マンガン，ヨウ素，銅の5つの微量元素を配合した製剤がある。必須微量元素のうち，セレン，クロム，モリブデン，コバルトは製剤に含まれない。特にセレン欠乏症には注意する必要がある。

●**生理食塩液**　1 L中に9 gのNaClが含まれる。これは，Na 154 mEq，Cl 154 mEqが含まれることとなり，血清ナトリウム（約140 mEq/L）より高い。

脱水の補正，Na や Cl の補給に用いられる。

2 末梢静脈栄養剤

糖，アミノ酸液，脂肪乳剤を組み合わせて投与し，同時にビタミン剤も投与する。

末梢静脈では血流量が少ないので，高浸透圧となる高濃度輸液は**静脈炎**を発生させる。そのため，糖・電解質液，アミノ酸液とも 10%以下に抑える。したがって，エネルギーやたんぱく質を十分に投与することは難しい。末梢静脈栄養剤の**浸透圧**は，生理的浸透圧（約 280mOsm/L）の 3 倍（浸透圧比 3）が限界である。脂肪乳剤は 0.1g/kg 標準体重／時で投与する。

静脈炎
静脈壁内膜の炎症。末梢静脈栄養時には投与栄養剤の濃度や，留置カテーテルの問題，細菌汚染などによって起こる。

浸透圧
薄い濃度から濃い濃度の液が境にある半透膜（細胞膜など）を通って移るときの圧力。

4 投与の実際

1 中心静脈栄養

●**投与法**　24 時間持続投与が原則。場合によって，昼間または夜間のみ間歇的投与を行う。

●**投与量**　投与エネルギー量を計算し，病態に合わせて投与する。総エネルギーは，基礎代謝量×活動係数×ストレス係数を基準とし，ストレスの程度に応じて増減する。導入時は 1,000kcal/日とし，2 ～ 3 日間で目標量に達するようにする。

●**投与速度**　基本的には 24 時間持続で目標量を投与する。開始するときは高血糖を予防するために徐々に投与速度を上げ，中止するときは低血糖を予防するために徐々に投与速度を下げる。

2 末梢静脈栄養

●**投与法**　24 時間持続投与では，昼間のみの間歇的投与で済む場合がある。

●**投与量**　通常 800kcal/日（脂肪乳剤を用いても 1,000 ～ 1,300kcal/日となる）。

●**投与速度**　100mL/時程度の定速投与が望ましい。

5 静脈栄養投与時に用いられる器具・機械

1 中心静脈栄養

●**輸液バッグ（ソフトバッグ）**　ワンバッグ方式用大サイズバッグ，またはダブルバッグ方式用バッグ等が使用されることが多い。

●**輸液ポンプ**　輸液ポンプを用いた定速投与が原則である（高濃度輸液を大量に投与するので，**代謝性合併症**の発症を抑えるため）。輸液ポンプが使用できない場合には，投与量と投与速度の厳格なモニタリングが必要である。

代謝性合併症
TPN 施行時に起こる，リフィーディングシンドローム（p. 70），高血糖，低血糖，電解質異常，ビタミン欠乏症，微量元素欠乏症等の合併症。

●**カテーテル**　長期留置カテーテルとしてシリコン製，短期留置カテーテルとしてはポリウレタン製が用いられる。

●**輸液ライン用器材**　輸液バッグとカテーテルを接続する器材。点滴筒，フィルター（細菌，異物を遮断する），薬液注入口からなる。

薬液注入口として用いられてきた三方活栓が細菌感染の原因となっていたことが判明したため，注入口をゴム栓にしたり，ラインを一体化した器材が用いられるようになった。

2 末梢静脈栄養

金属針，テフロン加工したカニューレなどが用いられる。患者の動きを制限しないカニューレの使用が望ましい。自然滴下投与が原則で，注入ポンプを使用する例は少ない。

6 合併症

1 中心静脈栄養

カテーテルによる合併症，代謝性合併症を引き起こすことが多い。

●カテーテルによる合併症　特にカテーテル感染による**菌血症，敗血症**が問題となっている。

- ・対応：カテーテル刺入部を清潔に保つ。刺入部を定期的に観察し，皮膚異常，輸液漏れ，カテーテルの固定を確認する。胸部 X 線検査を定期的に行い，カテーテルの先端位置を確認する。

●代謝性合併症

①糖代謝異常：高浸透圧性非ケトン性昏睡など。高濃度の糖を血中へ投与するため，高血糖，低血糖が高頻度で発生する。著しい高血糖が原因の高浸透圧性非ケトン性昏睡が生じる。

- ・対策：開始時，中止時は，投与量を漸増，漸減する。脱水がある場合は生理的**食塩水，乳酸リンゲル液**を，耐糖能異常にはインスリンを投与する。適切に対応をしないと死に至る場合があるので注意が必要である。

菌血症
血漿中に細菌が存在する状態。

敗血症
細菌による血液の感染症。

乳酸リンゲル液
循環血液量および組織間液の減少時における細胞外液の補給・補正，代謝性アシドーシスの補正を目的として用いられる製剤。塩化カルシウム，塩化カリウム，塩化ナトリウムおよび L - 乳酸ナトリウムが含まれている。

○ Column | 静脈栄養法のモニタリングと再評価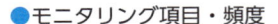

●モニタリング項目・頻度

①開始期：尿酸，尿糖陽性時の血糖，尿量の検査を毎日行う。

②維持期：尿糖・血糖検査，末梢血液検査，血液生化学検査（必要と思われるもの），体重。

③必要に応じて適宜：動脈血ガス分析（次頁，Column 参照），血中乳糖・ケトン体値，胸部 X 線，血液培養検査[*]。

●モニタリング時の留意点

　静脈栄養は非生理的な強制栄養法であり，特に中心静脈栄養は静脈からすべてが投与され，かつ長期間に及ぶため，合併症が起こりやすい。水分，電解質のチェックも必要なので，NST など栄養管理の専門チームを組んで定期回診を行うといった体制づくりが望まれる。

①水分管理：輸液量・尿量をチェック。皮膚状態，口渇，体重の変化にも注意する。尿比重，尿浸透圧も参考になる。

②電解質管理：血液・尿検査結果から輸液の投与量を調整する。維持期は週 1 ～ 2 回，開始期・終了期・臓器不全合併時は頻繁にチェックする。

③微量元素・ビタミン：中心静脈栄養の場合は，定期的にチェックする。

④血糖値：特に中心静脈栄養の場合は，血糖値変化に注意する（ブドウ糖を主要エネルギー源とするため）。中心静脈栄養開始期や耐糖能障害の場合は，血糖，尿糖を頻繁にチェックする。また，目標値は 100 ～ 200 mg/dL で，必要な場合はインスリンでコントロールする。

⑤肝機能：代謝による合併症では肝機能障害がみられるため，定期的なチェックが必要である。

●栄養補給の効果の評価

　体重や TP，Alb，RTP などを測定し，必要に応じて栄養剤の種類，量などを調整する。

補足　[*]血液培養検査：中心静脈栄養施行時のカテーテル留置に関連した感染症を catheter-related bloodstream infection （CRBSI）と呼んでいる。CRBSI が疑われる場合は，感染菌の特定のために採血した血液で細菌を培養する血液培養検査が実施される。

②肝機能障害：胆汁うっ滞，脂肪肝，胆石など

・対策：投与量や投与速度を低下させる。場合によっては中心静脈栄養を中止する。併用薬剤を再チェックする。

③**リフィーディングシンドローム**（refeeding syndrome）：飢餓状態や低栄養状態が長期に継続した場合は糖質の代わりにケトン体や遊離脂肪酸がエネルギー源として使われ，また，筋たんぱく質の異化が進み，たんぱく質，脂肪，電解質，ビタミンが枯渇し，塩と水への不耐が起こる。ここに，refeeding（異化から同化への転換）によって主なエネルギー源として炭水化物とともに水分，食塩，栄養素が供給されると，インスリン分泌が亢進し，たんぱく質合成およびグリコーゲン合成が高まり，ブドウ糖や K^+，Mg^{2+}，PO_4^{2-} の細胞内への取り込みの促進およびビタミン B_1 の利用が高まる。その結果，低リン血症，低カリウム血症，低マグネシウム血症などの電解質異常や細胞外液量増加によるうっ血性心不全，不整脈などから，脱水，昏睡など重篤な病態を呈するものがリフィーディングシンドロームである。

・対策：少量投与（10kcal/kg 体重）から開始し，血清の K^+，P，Mg^{2+} と血糖値を厳重にモニタリングしながら増量する。ビタミン B_1 の十分な投与も行う。

2 末梢静脈栄養

輸液の浸透圧が主な原因で静脈炎，血管痛が生じやすい。

・対策：口径の太い静脈に細めのカテーテルを挿入する。刺入部を消毒して清潔を保ち，発赤，腫脹，痛みなどに注意する。発生した場合は，ほかの静脈に挿し替える。投与速度を守っていれば合併症を起こすことは少ない。

7　在宅静脈栄養管理●

短腸症候群や炎症性腸疾患などで経腸栄養への移行が困難な場合，**在宅中心静脈栄養法**（HPN；home parenteral nutrition）が検討される。

静脈栄養を適応すると長期間の入院が必要となるため，患者の社会生活に支障が

短腸症候群
先天的・後天的に腸が短いため，腸管が十分に機能せず，栄養素や水分の消化吸収不全を来す状態。

○ Column │ 動脈血ガス分析

エネルギー代謝の際，体内では，酸素を消費して二酸化炭素が産生されている。二酸化炭素は静脈血を通じて肺に運ばれ，呼吸により体外に排泄される。同時に，動脈血液中には酸素を取り込んでいる。そこで，動脈血の酸素と二酸化炭素の量を測定することで，肺機能を評価することを目的に，動脈血ガス分析が実施される。換気の指標としては二酸化炭素分圧（PCO_2），酸素分圧（PO_2）を用い，重炭酸（HCO_3^-）を測定する。

・**基準値**：血液 pH…7.35 ～ 7.45
　　　　　PCO_2…35 ～ 45mmHg
　　　　　PO_2…80 ～ 100mmHg
　　　　　HCO_3^-…22 ～ 26mmol/L

血液 pH，HCO_3^- と PCO_2 の結果から，代謝性アシドーシス・アルカローシス[*]，呼吸性アシドーシス・アルカローシスの判定が可能となる。

補足　[*]アルカローシス：血液 pH がアルカリ化した状態。血中の HCO_3^- の過剰や血液中の H^+ の減少が原因で発生する代謝性アルカローシスと，深く速い呼吸により血中 CO_2 が低下して生じる呼吸性アルカローシスがある。

生じ，費用負担も大きくなる。患者の QOL の向上，特に社会復帰が可能な患者を支援するために，在宅での静脈栄養補給が普及しつつある。

実施のための条件として，病態が安定していて，HPN が QOL の向上に有益と判断され，患者・家族がそれを希望するとともに，安全に実施でき，さらに医療連携によるサポート体制が整っていることがあげられる。

輸液剤の定期的な供給は，入院していた病院の薬剤部での調整によるだけでなく，ほかに輸液剤の調整が可能な調剤薬局があれば，院外処方箋による利用も可能である。

必要な器材は，中心静脈カテーテル（長期留置用が望ましい），輸液ポンプ，輸液バッグ，輸液ライン用器材である。

なお，在宅医療をサポートする，在宅医療企業もある。

D 傷病者，要支援者・要介護者への栄養教育

食事療法の目的を達成するために，2つの方法がある。

①医療施設において，入院患者に対し直接栄養管理を行う。

②家庭など生活の場で患者が食事療法を実践できるように，患者やその家族，介護者に対して栄養教育を行う。

②の例として，早期発見された糖尿病患者に対する早期治療を目的とした栄養教育や，進行した糖尿病患者に対する悪化防止のための食事療法実践を目的とした栄養教育などが考えられる。

医療に従事するスタッフは，おのおのの専門的な役割を果たし，それによって得られた成果を他職種に対して明確に示していく責任（成果責任）がある。管理栄養士には，臨床の場において栄養教育の専門性を高め，その成果を医師，看護師，薬剤師といった，ほかの医療スタッフに示していくことが求められる。

a 傷病者への栄養教育；外来，入院，退院，在宅ケア

38-116

1 外来

外来での栄養教育は，生活習慣病の患者に行われる場合が多い。外来では，個人教育，集団教育の2種類が行われている。個人教育と集団教育の長所と短所を表2-23に示す。

1 個人教育

管理栄養士が個人教育を行う場合は，インフォームド・コンセントに基づいて，栄養教育の目的，システム，内容などについて説明し，患者やその家族が理解できるようにする義務がある。その際，疾患や病態と食事療法の関連性をどの程度まで説明するのかなどについて，担当医師やほかの医療スタッフと統一見解をもっておく必要がある。

一般的に行われている個人栄養教育の流れを図2-13に示す。

●患者についての情報の把握　　栄養教育の対象となる患者についての情報を収集

表2-23 個人教育と集団教育の長所と短所

	個人教育	集団教育
長所	●教育者と対象者との間によい人間関係が得られやすい ●個人の社会的背景，知識，理解度，身体状態などを参考にしながら，個人の特性に合った教育ができる	●小集団では対象者同士の連帯感から，病気などに対する不安が解消される ●ライバル意識が生じ，教育効果が上がる ●一度に多くの人数の教育ができる ●対象者同士で体験談を話し合ったり，意見交換ができる
短所	●時間がかかる ●個人に孤独感を与える	●小集団ではある程度カバーできるが，大集団では個人の特性がわからないままの押し付け説明になる

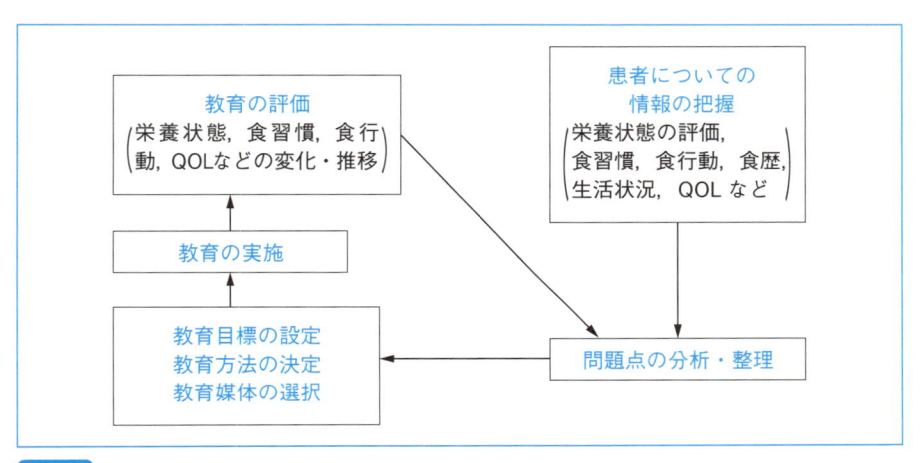

図2-13 個人栄養教育の流れの概念

し，病態や生活習慣などを把握した上で，最適な栄養教育計画を立てることが重要である。

情報源としては，診療録や看護記録，患者本人やその家族への問診，医師やほかの医療スタッフの見解などがあげられる。

①診療録（カルテ）からの情報：診療録・看護記録には，属性（性別，年齢，住所など），主訴，既往歴，家族歴，生活歴（学歴，職歴，趣味・嗜好など），現症，治療方針，処置，薬剤使用状況，身体計測，臨床検査値，**バイタルサイン**，患者の心理状況，病院食摂取状況（入院患者の場合）などの情報が記載されている。

管理栄養士には，診療録から正確に情報を読み取る能力が必要である。また，医療従事者には，診療録から得た情報は絶対第三者に漏らさないという認識が不可欠である。

②栄養・食生活状況，食行動

・栄養・食生活状況：職業やライフスタイル，心理状態とのかかわりを把握する。

例：3交代勤務→不規則な食生活になりやすい

・食行動：疾患・病態を改善する上で妨げになる食行動をもつ患者の場合，その

バイタルサイン
意識，心拍数，呼吸数，体温，血圧の5項目を指し，生命の基本的情報となるものである。

食行動がどのような状況下で生まれてくるのかを把握する。

例：肥満の場合の早食い，どか食い，気晴らし食い　など

③食生活を決定する因子：年齢，性別，居住地，家族構成，食費，生活時間帯，価値観などの因子の中で，患者の食生活に特に大きな影響を与えているものを把握する。

④食歴，体重歴：栄養摂取量，食習慣，食行動がいつ変化したのか，それにより体重などの身体状況はどのように変化したのかを知ることによって，疾患と栄養の経時的関連性を検討する。

⑤身体計測値：診療録から把握する場合も多いが，管理栄養士が主体的に行うことのできる栄養評価法なので，積極的に行うことが望ましい。その際は，計測を行う目的を患者に理解させ，結果が出た後，それをフィードバックすることが大切である。

⑥臨床検査値，バイタルサイン：末梢血液検査，血液生化学検査，尿検査などの栄養評価に関係する項目，その患者の疾患にかかわる項目についての検査値を把握しておく。また，体温，血圧などのバイタルサインも重要な指標となるので注意する。

⑦知識度，意識度：疾患や食事療法に関する患者の知識や意識の度合いで，栄養教育の方法が大きく変わる。

例：「いつ合併症になるか心配だ」という糖尿病患者→知識に重点を置いた教育

「合併症になる人もいるだろうが，自分には関係ない」という糖尿病患者→意識の変容に重点を置いた教育

●**問題点の分析・整理**

①生活習慣病の患者の場合：患者の栄養摂取状況，食生活状況，栄養評価結果などを分析・整理する。

→疾患の発症と栄養摂取状況，食生活状況，食生活を決定する因子，食歴，体重歴などが，どのようにかかわっているかを明確にする。

→問題解決のための手段・方法を検討する。

②栄養・食生活状況が疾患の発症と直接関連しない患者の場合：食事療法を実践する場合，影響を及ぼす栄養・食生活状況やそのほかの因子を把握する。

例：治療用食品を勧める場合→患者の経済状態を把握しておく

●**教育目標の設定**　　最初は教育目標（ゴール）を低く設定し，経過に従って徐々に高めていくとよい。

患者のこれまでの食生活状況と教育目標との間に差がありすぎると，拒否反応が起こりやすい。そのため，最も重要なことだけに絞ったり，簡単に達成できそうなことを第一目標とする，数値を示すなど具体的な表現を心掛けるといった工夫をするとよい。

●**教育の実施**　　次の栄養教育の目的に沿って行う。

表2-24 知識・技術の獲得のための栄養教育

指導内容	食事療法の意義・原則，摂取する食品量の目安（具体的に），食品交換表の使い方（教育媒体に準ずる），使用食品の選択基準，調理・調理上の注意点，正しい食生活の形成，薬剤と食事の関連性　など
教育媒体	患者の情報受容能力，教育目的などに応じて選択
留意点	①食事療法に関する知識が，その時点において臨床栄養学的に正確であることを確認する ・常に臨床栄養学分野の研究動向を意識し，新しい知識を得る ②患者に提供する情報の統一を図る ・患者に対して，管理栄養士以外の医療スタッフが栄養教育を行うこともある ・医療スタッフ間で提供する情報の内容が異なる場合，患者の不信を招くことになる ・管理栄養士が中心となって，施設内での食事療法に関する情報の統一を行う ③患者一人ひとりの情報受容能力に合わせた教育を行う ・患者のペースに合わせて，簡単なことから徐々に難しいことへと段階的に知識量を増やしていく ・最初は最低限守るべきことだけ教えるといった工夫をしてもよい ・患者が食事療法を正確に理解しているか確認することも大切である ④医学用語や専門用語は使用しない ・できるだけ患者にわかりやすい表現を心掛ける ・ただ数字をあげるだけでなく，実際に食品を見せて量が目でわかるようにするなど，具体的に伝える工夫をする ・患者が臨床検査値を読みこなせるように教育し，改善がみられる項目に達成感を見出せるようにする

①知識・技術の獲得：食事療法に関する知識・技術を患者に獲得させる（**表2-24**）。

②態度の変容：食事療法の意義を理解させ，意識を高める（**表2-25**）。

③行動の変容：食事療法を習慣化させる（**表2-25**）。

2 集団教育

臨床における集団教育は主に小集団に対して行われる。同じ疾病をもつ集団（例：糖尿病，肝臓病），特定の栄養成分コントロールが必要な集団（例：塩分を控える）などである。

集団栄養教育の目的は，個人の場合と同様，知識・技術の獲得，態度・行動の変容である。

①知識・技術の獲得：糖尿病教室，減塩教室，腎臓病教室など。

・一定のプログラムの中で行う集団教育：食事療法の実施法を一定のプログラムの中で習得させる。糖尿病の教育入院のように，管理栄養士以外の医療スタッフもかかわって行われることがある。

　　例：糖尿病の基礎知識…医師　　　薬物療法…医師，薬剤師

　　　　運動療法…理学療法士　　　　生活上の注意…看護師

・食事療法に関するさまざまなテーマに沿って系統的に教育を行う集団教育：管理栄養士が講義を行う。

　　例：第1回…糖尿病食事療法の意義・原則

表2-25 態度・行動の変容のためのポイント

動機付け（モチベーション）	●食事療法では，継続して行うことが重要である。しかし，効果が出るまでに時間がかかるので，特に自覚症状のない疾患ではドロップアウトが起こりやすい ●これを防ぐためには十分な動機付け（食事療法を続けて疾患を回復・改善させたいと考えるようにすること）を行うことが大切である		
臨床検査値の利用	●患者が臨床検査値を読みこなせるように指導し，改善された項目があれば一緒に喜ぶ 　例：血糖値がよくなった→体調のよさを実感── 　　　　　　　　　　　　　　　　→ほめる→達成感→さらに食事療法を継続		
歩み寄りの指導	●患者の食べたいものを禁止するだけでなく，頻度を調節したり，代替案を出すなどして歩み寄る。「禁止されたものを食べてしまった」という患者のストレスを取り除くことにもなる 　例：晩酌が欠かせない→2日に1回にする。デザートがほしい→低糖アイスクリームにする		
カウンセリングの手法	傾聴	●患者の話をよく聞くこと ●患者が話すことに対して，自分の意見を述べずにしっかり耳を傾けることが大切である。また，患者が実際に話すことだけでなく，ノン・バーバルメッセージ*にも注意する ●個人教育の場合，患者は孤独に陥りやすいので，教育者が一方的に話すだけでなく，患者のほうから食事療法についての考えを述べたり，不安や不満を口にしやすいように，話しやすい雰囲気，環境（プライバシーが守れるように会話が外に漏れない場所で行うなど）をつくることも大切である	
	共感的理解	●患者の気持ちを内側から理解すること ●食事療法を拒否する患者に対して，「あなたのためにやっていることなのに，なぜやらないのか」という気持ちで接していると，教育は成功しない ●「なぜ嫌がるのか」を考え，患者の気持ちを理解する ●そうすることで，患者との間にラポール（信頼関係）が生まれる	
	受容	●患者の人としての価値を認め，尊重する ●「食事療法が続けられない」，「食事記録をつけない」といった患者の行動を否定せず，あるがままに受け入れる気持ちをもつ	
行動科学的療法	●具体的な問題解決方法として，学習理論を応用した行動科学的療法を用いる場合もある ●患者が自分の食行動上の問題点を具体的にあげ，それを改善するにはどうしたらよいか考えた上で，自身で目標を設定，その後はセルフモニタリングを行いながら食事療法を実践するという方法である ●2型糖尿病，肥満，脂質異常症などの患者に用いられる		

*ノン・バーバルメッセージ：非言語コミュニケーション。表情，視線，しぐさなど。

表2-26 集団教育のポイント

●一定の時間内で患者に理解させることが必要であるため，効果的な進行方法を考える
●実習を取り入れると効果が上がる
　例：調理実習，試食会
　　　調理実習では，講義で得た知識を，視覚（使用できる量など），味覚を通して実感できる
●患者の身体障害の程度，知識レベルの差などを考慮して，グループ編成を行う（同じレベルの患者を集めて教育を行うほうが教育内容を決めやすい）
　例：同じ糖尿病患者でも，
　　　・合併症による視力障害をもつ患者ともたない患者では，知りたいことが異なる
　　　・初めて集団教育を受ける患者と何度も受けている患者では，知識レベルが異なる
●患者同士が意見交換（失敗，工夫，悩みなど）できるような雰囲気づくりをする

第2回…食品交換表の使い方

第3回…使用食品の選択基準

第4回…外食時の注意点

第5回…低エネルギー食品の使い方

・集団教育を行う場合の留意点：**表2-26**参照。

②態度・行動の変容：学習援助型教育，参加型学習を行うとよい。

・学習援助型教育：講師が問い掛けを行い，それによって参加者が自己を見つめなおし，問題解決法などを自分で決定することで行動を変化させていく方法。

・参加型学習：講師の話を聞くだけという講義型の学習ではなく，参加者が主体的に学べる学習法。問題解決型学習，課題解決型学習ともいう。参加者全員で討論，ロールプレイ，シミュレーションゲームなどを行うことにより，問題点を理解しその解決方法を考える。

2 入院●

入院中の主な栄養教育の目標を示す。

①栄養教育を通じて，患者に適切な食事ケアと栄養管理を行い，栄養状態を改善する。

②患者に食事療法を習得させる。

なお，患者についての情報を把握しておくことは，外来の場合と同様である。

1 患者の食事ケア・栄養管理（ベッドサイドでの栄養教育）

入院時は患者の疾患・病態に合わせた病院食（p.64，図2-8）が提供される。前述の目標を達成するためには，患者が，提供された病院食を全量摂取することが必要となる。

●食欲不振患者への対応　食欲不振の原因には，化学療法や放射線療法の影響，入院生活への不適応，疾患や食事療法に対する不安などが考えられる。

管理栄養士が患者と面談し，個別に対応策を講じる。

①食事療法への不安：食事療法の意義，重要性を説明して不安を解消する。

②食事療法への誤解・偏見：誤解や偏見を生んだ原因を究明して訂正する。

●ベッドサイドでの栄養教育　患者を訪問する場合の留意点を示す。

①ほかの医療スタッフと情報・見解を一致させておく（外来での教育の場合と同じ）。

②ベッドサイドの面談でもカウンセリングの手法を意識する（前述の栄養教育を行う際の留意点，カウンセリングの手法に留意して面談を行う。上から見下ろすのではなく，座るなどして患者と同じ目線で話すようにする）。

●病院食の変更　入院患者の栄養評価，食物摂取受容能力などを把握し，現在提供されている病院食が患者の状態に適しているかをチェックする。必要な場合は，医師に食種や形態などの変更を助言する。

2 栄養食事療法の習得

退院後の生活において，患者の食生活上の問題点を解決するために，患者自身が食事療法を実践できるようにすることを目的とした栄養教育を行う。入院中は給与栄養量や摂取量が正確に把握できるので，食事療法の効果がはっきり示される。また，今までの食生活の問題点が理解できると，意欲向上につながりやすい。

①入院中の栄養教育には，入院中に提供される病院食を教育媒体として用いる。

例：病院食をモデルに，望ましい量・味（塩分など），栄養価の計算，献立

の立て方，調理方法などを教える

②外来の場合と同様，個人教育，集団教育を通して知識・技術の獲得，態度・行動の変容を促すことも大切である（内容は外来と同様）。

入院中，保険診療報酬で栄養食事指導料の算定が認められるのは2回までである（p. 15, **表1-10**）。場合によってはベッドサイドを訪問し，補足を行う。

③ クリニカルパス（クリティカルパス）（p. 19）

管理栄養士は，入院中の栄養管理・食事ケアおよび退院後の生活のための栄養教育を，どのようにクリニカルパスに組み込んでいくか，検討・提案を行う。

3 退院

●**退院時栄養教育の目的**　入院中に摂取していた食事と基本的に同様の食事を，退院後も在宅で継続できるように教育することである。退院時の食事指導では，退院後の生活活動量が入院中と異なることから，入院中の食事と栄養量が異なる場合もある。このような場合には，患者にも違いを説明する。

●**栄養教育の注意点**

①外来の場合と同様に，患者のこれまでの食生活に関する問題点を把握する。

②社会環境を把握する必要がある。社会環境が，入院前と同じとなる患者もいるが，ときには，仕事内容の変更，退職，転居や同居者の変更が生じる場合もある。退院時には，これらのことが決まっていない場合もある。このような場合には，当面可能性が高い社会環境に合わせて教育し，実際の生活が異なった場合には，退院後の再来院時に，生活状況に合わせた指導を行っていく必要がある。

③そのためにも，退院後に，継続して栄養食事指導を受けるように指導することも重要である。

4 在宅ケア

在宅医療の目的は，医師，看護師，薬剤師，理学療法士，管理栄養士などが自宅療養中の患者に高度な医療を行うことによって，患者の療養生活を支援し，患者のQOLを高めること，介護者の負担を軽減することである。

在宅医療の対象は，ADLが低く，要介護状態で，通院が困難な患者（高齢者が多い）である。居宅療養中で通院が困難であり，厚生労働大臣が定める特別食が必要であると医師が認めた患者，がん患者，摂食機能または嚥下機能が低下した患者，低栄養状態にある患者およびその家族に**訪問栄養食事指導**が行われる。

●**在宅栄養教育の目的**　疾患・病態の改善，介護担当者・調理担当者の負担軽減，患者が食事を楽しめるようにしてQOLを高めることである。

調理担当者に対する調理実技指導，介護担当者に対する食事介助法指導，食材料・治療食・介護食などの宅配に関する情報の提供，食品衛生管理上の注意点などを教育する。

●**栄養教育の注意点**

①外来，入院などの場合と同様，栄養教育目標を掲げ，目標達成のための教育計

画を立て，教育の実施，評価を行う。

②患者の栄養状態，要介護の程度，ADL，咀嚼・嚥下機能，臨床検査値，ほかの医療スタッフの見解などの情報を把握しておく。

③患者の経済状態，家族構成，介護状況，家族の協力，介護担当者・調理担当者とその技術程度，食材料の入手方法，調理設備の状況など，生活状況についても把握しておく。

b 要支援者・要介護者への栄養教育；施設，居宅

1 施設

●**入所**　介護施設における入所者への栄養教育は，できるだけ提供される食事を全量摂取できるよう導くことである。そのため，入所者の咀嚼・嚥下機能や消化管機能などの身体状況とともに，精神・心理状態を把握することが大切となる。特に精神・心理的な問題が食欲低下につながっている場合には，傾聴的な態度を示し，問題解決を図ることが求められる。

●**通所**　通所サービス利用時に，管理栄養士は要支援者・要介護者の低栄養状態リスクの確認も行う。その上で関係職種とともに問題点を整理・分析し，栄養状態の改善のための指導を行う必要がある。

2 居宅

在宅寝たきり高齢者，在宅患者，要支援者・要介護者の栄養状態を把握し，家庭環境，生活条件等を勘案して栄養教育を行うことが求められる。

E モニタリングと再評価

a 臨床症状や栄養状態のモニタリング ◀ .... ◀34-112

1 モニタリング

モニタリングとは，栄養補給や栄養教育を行って一定期間（疾患の種類や重症度によって異なる）が経過した後，症状，臨床検査値，身体計測値の変化などの指標を用いて，栄養状態の変化や効果，問題点などについて観察することである。

●**留意点**

①栄養状態を示す指標には，急激に変化するもの，慢性的に進行し変化するものなど，さまざまな種類があるので，どの指標を用いて観察すればよいか正しく判断する。

例：代償性肝硬変患者では肝臓でのたんぱく質合成能低下から筋肉量が低下。

②身体計測は，管理栄養士自身が実施・観察できる指標であるため，積極的に行い，一定の条件下（測定機器，測定時間，測定者など）で継続的に実施することが望ましい。

③血液検査値を用いる場合，正常と判断される基準値の範囲内であっても，その変動をみると栄養状態の変化がわかる場合があるので注意する。

例：血中尿素窒素（BUN）…基準値は 8 ～ 20mg/dL

・基準値より高い場合：腎機能障害が推測され，脱水が疑われる。

・基準値の範囲内：たんぱく質摂取レベルが高い→ BUN が高くなる。

低い→ BUN が低くなる。

BUN/Cr 比は上記の性質を利用したもので，ほぼ安定しているクレアチニン（Cr）レベルと BUN との比率が，腎機能低下患者の摂取たんぱく質評価（BUN/Cr 比 10 以上でたんぱく質摂取過剰）に利用されている。

④血液検査値の変動が栄養状態の変動を反映していない場合もある。

例：カルシウム…血中濃度の調整が働くため，濃度の増減が栄養状態を反映しない。

2 評価（evaluation）

モニタリングで得た結果より，次の点について実施した栄養ケア計画を評価する。

①栄養補給法，栄養教育方法は適切であるか。

②新しい問題が生じていないか，など。

●留意点

①評価に当たっては，以下の 3 点をしっかり把握しておく。

・患者の現状：患者は現在どのような状況にあるのか

・改善目標：患者の状態がどのように変化すればよいのか

・改善方法の提案：変化するためには具体的に何をすればよいのか

②ほかの医療スタッフ（医師，薬剤師，看護師など）を交えて評価を行うことが望ましい。

●栄養補給法の評価　　必要栄養量に対して適切であるか確認する。

①嗜好調査や喫食調査を行い，栄養補給の総量を計算する。

・嗜好や口腔状況などにより，喫食量の低下が生じていないか

・間食などによって栄養素等を過剰に摂取していないか

②臨床検査値や身体状況をモニタリングし，栄養補給が適切か否かをみる。

●栄養教育の評価　　患者の目標達成度，指導者の指導法の両面について，教育の継続中および終了後に，一定の指標を用いて評価を行う。

①評価項目

評価項目には，次の 5 つがある。

・臨床的評価：臨床検査値，身体計測値を指標として，その疾患に関係する値の推移をみる。教育継続中に新たな問題が生じていないか，栄養素等摂取状況，食生活状況，薬剤使用状況などについて評価する。

・教育的評価：栄養素等摂取状況，食生活・食行動，食事療法に対する意識度・知識度の改善などの変化を観察する。

・教育方法の評価：集団教育や個人教育の内容，教育媒体などがその患者に適していたか，管理栄養士の教育技術程度などを評価する。

・QOL の改善：自覚症状，QOL が改善されているかを評価する。逆に，食事

表2-27　セルフモニタリングの例

		3/1	3/2	3/3								合計
食生活改善目標	果物は1日1個とする	○	○	○								
	食事以外のものを口にしない	○	×	○								
	食事を20分以上かけて食べる	×	×	×								
体重（朝起床し，排尿後に測定）		67kg	67kg	67kg	kg	kg	kg	kg	kg	kg	kg	
今日の出来事												
1日の反省，自己評価												

20XX年3月1日〜20XX年3月10日　　　　　　　　　　　　　　　氏名　　○山○夫殿

目標が守れたら○，守れなかったら×をつけましょう。各項目の合計欄には○の合計数を書きましょう。

療法を実施することによって，新たな自覚症状の発症，QOLの低下がないかも観察する。QOLの指標は科学的根拠のあるものを利用し，明確にわかるようにする。

・医療経済的評価：栄養教育によって，どの程度医療費を削減できたかを算出する。わが国では，この分野での評価はほとんど行われておらず，今後，管理栄養士が積極的に取り組むべき課題とされている。

②外来患者の評価

・食事記録をつけさせる。記録方法は，患者の疾患，特性に合わせて選ぶ。実際の摂取量よりも少なく記入したり，実際食べた物を記入しなかったりする例がみられる点に注意して，内容について十分に確認する。

また，食事記録は，患者にとって食事療法実践への動機付けになるが，ストレスとなる場合もあることに十分配慮する。

・食行動の改善目標についてセルフモニタリングさせる（表2-27）。

・食行動・食生活・食事療法に関する意識度・知識度についてのアンケート調査を，一定期間ごとに行って変化を観察する。

③入院患者の評価：予定していた期間の終了や目標達成に近づいた時点，または目標達成時に栄養教育効果を評価する。

・問題点を検討する際に用いた指標を中心に，再度栄養評価を行う。

・試験的に外泊を行い，食事記録や血液検査，患者自身の感想などから教育の効果を評価する。

3　フィードバック

問題志向型システム（POS；problem oriented system）を使用し，叙述的記録（SOAP）（p. 93）によって新たな問題点を拾い出し，改善計画にフィードバックするとよい。評価結果をみて，目標が達成できていなかったものや問題点を整理し，栄養ケア計画における次のステップの参考になるように，関係部署への報告書を作成するなど，継続したケアが行われるようにする。また，評価結果を患者に

表2-28 ストレスレベルによるたんぱく質必要量の変化

ストレスレベル	たんぱく質必要量（g/kg/日）
なし	0.6〜1.0
軽度	1.0〜1.2
中等度	1.2〜1.5
高度	1.5〜2.0

資料）「井上善文：栄養素投与量の決定（処方作成の実際），コメディカルのための静脈経腸栄養ハンドブック（日本静脈経腸栄養学会編），p.238, 2008, 南江堂」より許諾を得て転載

フィードバックすることも大切である。

●**留意点**　前向きなフィードバックを行うと効果的である。

　　　例：食事記録を3日分書いてくる約束が1日分しか書いてこなかった場合

　　　　× 「どうして1日分しか書いてこなかったのですか。しっかり書いてください」

　　　　○ 「丁寧に書いてありますね。大変でしたでしょう」

4 **再評価（リアセスメント）**

　栄養補給計画，栄養教育計画の修正実施後は，モニタリングと評価からエビデンスに基づいて再評価を行い，文章化する。目標を達成するまでこれを繰り返す。

b **栄養投与量の再評価**

●**エネルギー**　エネルギー必要量の評価には，再評価のたびに安静時エネルギー消費量（REE）を測定し，再調整を行うことが望ましい。REEを測定できない場合は，体重の変化のほか，皮下脂肪厚や筋囲，また，体脂肪量や除脂肪体重の変化から，その間に供給していたエネルギー量の過不足を判定する。また，モニタリングの結果を考慮した適正なエネルギー必要量の算出を行う。

●**たんぱく質**　体重，身体計測値，身体活動量，臨床診査，血清アルブミン値や，ほかの臨床検査値の変化などから再評価する。病態の変化に伴い，ストレスレベルが変化している可能性があるため，ストレスレベルを再評価し，たんぱく質投与量を見直す（**表2-28**）。ただし，高齢者では腎機能の低下から，たんぱく質投与量の増加により臨床検査値（クレアチニン，血中尿素窒素など）の上昇がみられることがあるため，注意が必要である。

○ Column ┃ **診療録の記載方法**

●**出所志向型診療録**（SOMR；source oriented medical record）
　　伝統的な記載方法。医師の記載事項，臨床検査値，経過記録，処方，看護師の記録などが別々に整理されたもの。
●**問題志向型診療録**（POMR；problem oriented medical record）
　　入院患者用に開発されたもの。患者のもつ問題点を整理し，それを解決するために科学的論理性をもって情報を記録してある。

●**糖質**　身体状況や病態により，エネルギー量の変更が生じた場合には，エネルギー投与量の 50 ～ 60％になっているかを再評価する。食事だけでなく，経腸栄養，静脈栄養のいずれの場合も同様とする。侵襲時や感染症のある場合は，インスリン抵抗性が強くなり耐糖能異常が起こりやすいので，血糖値の変化を確認する。静脈栄養施行時は，ブドウ糖投与速度は 5 mg/kg/ 分以下（侵襲時は，4 mg/kg/ 分以下）とされているので，注意する。

●**水分**　体重，体水分量，体組成，臨床検査値，身体測定値，病態，脱水や浮腫の有無などから水分量が適切か否かを再評価し調整することが重要である。経口栄養，経腸栄養，静脈栄養すべてを考慮する。静脈栄養剤は容量分すべてが水分量であるが，経腸栄養剤は，静脈栄養剤と異なり，水分量は約 85％である。また，経腸栄養剤の濃度が高くなるに従い，水分含有量は少なくなる。水分投与量の算出には，それぞれの経腸栄養剤の水分含有量の違いも考慮する必要がある。

c 栄養補給法の再評価

●**再評価のポイント**

①初回に設定された栄養量は，設定された方法で摂取（投与）可能であったか。

②評価後の栄養必要量は，現在行っている栄養補給法で摂取（投与）可能な量であるか。

③経口栄養だけでなく，経腸栄養や静脈栄養も含めた栄養補給法が適切であるか。

④消化管の機能に適した栄養補給法であるか，消化管の機能に合わせた経腸栄養剤が選択されているか，投与ルートや投与方法は適切であるか。

⑤経口栄養では，咀嚼・嚥下機能と提供内容が適切であるか。

⑥臨床検査値や身体状況などをモニタリングし，栄養補給法が適切であったか。

⑦患者の環境的にも適した方法であるか。

●**在宅医療の場合**　設定された栄養補給法は，今後も継続可能であるかを確認する必要がある。また，通常の食事と経腸栄養を併用する場合など，実際に在宅で食事から摂取している栄養量が予想と異なる場合もある。適正な栄養量を補給するために，併用している経腸栄養剤の投与量を調整する必要がある。

d 栄養管理の修正

　栄養投与量と栄養補給法について再評価した結果から，実施可能な栄養補給法に修正する。栄養補給法は，家族や介護者などとも協議する。

①患者や介護者などの認識や理解が低いために，栄養補給が不十分となる場合：健康状態を維持・向上させるために，その方法が必要であることを教育する必要がある。

②嚥下障害患者の場合：食事介助に十分な時間を確保できれば，経口摂取のみで必要な栄養量を充足できることがある。しかし，その時間の確保が非現実的である場合なども多い。このような場合には，現実的に長期継続可能な栄養補給

法を選択し，栄養状態を低下させないようにする。可能な限り経口摂取を行うことが望ましいが，その切り替え時期を慎重に検討し，見誤らないことが重要である。

F　栄養管理の記録

◀38-118
37-116

ⓐ　栄養管理記録の意義

1　診療録，栄養ケア記録とは

●**診療録**　医師が記載する記録。医師の診断の結果，治療処置の種類とその結果，使用された薬物とその結果などが記載される。病歴，経過記録，手術記録，分娩記録などに分けられる。法律により，医師には診療録に記録を残すことが義務付けられており，その記録は必ず5年間保存することとされている（医師法第24条）。また，栄養食事指導料（p. 15，**表1-10**）を算定するために，管理栄養士へ，栄養食事指導についての指示事項を記載することになっている。

●**看護記録**　看護師が記載する記録。患者の生活情報の記録，病態の変化，行われた看護とその結果などが記録されている。

●**栄養ケア記録**　患者に行われた栄養ケアについての記録。診療録のように法律で義務付けられているものではないが，栄養スクリーニングにより栄養学上の何らかの問題が疑われる患者に対して，問題点，到達点，栄養ケア計画が記録される。また，栄養食事指導料の点数請求を行う際などには，管理栄養士が指導を行った食事計画についての総エネルギー，栄養素別の計算，指導内容の要点，指導時間を明記することが必要になる。

2　栄養ケア記録の作成

●**栄養ケア記録に記入する事項**　患者・家族への問診・観察結果，身体計測値，臨床検査値，食事調査，栄養ケア目標・計画，栄養ケアの実施方法，モニタリング，評価，考察など。

●**栄養ケア記録の記入者**　管理栄養士，医師および，ほかの医療スタッフ（看護師，薬剤師，作業療法士など）。

●**栄養ケア記録作成時の留意点**

①医療チームのほかのスタッフが読んでもわかるように，統一された方法や共通の言語を用い，簡潔にわかりやすく書く。

②栄養ケアの考え方を理論的に示す。

③問題点と栄養ケアの目標を明確に示す。

④栄養教育の方法，効果の評価などを整理して記入する。

3　栄養ケア記録の意義

①栄養教育の経過，評価などを細かく記録しておき，患者の今後の教育に役立てる。

②チーム医療を効率よく行うため，メンバーが共通して理解しておくべき情報が

表2-29 POMR の構成要素	
①基礎データ database	患者プロフィール（性別，年齢，職業など），主訴，現病歴，既往歴，家族歴，生活状況，生活環境，臨床検査値，身体計測値，食生活状況などの情報を収集・記載する ＊栄養教育上必要なデータ…患者の栄養素等摂取状況，食物摂取状況，食習慣，食行動，食歴，栄養評価　など
②問題リスト problem list	①の基礎データの中から問題となることを整理する 臨床，経済，精神面から考察する。問題点を抽出し終えたら，重要なものから番号をつけてリストにする ＊栄養教育上の問題点…食生活の現状，食事療法を行う上での問題点（偏食，アルコール摂取過剰など）など
③初期計画 initial plan	②の問題リストに基づいて作成した最初の計画。問題点の解決策，栄養ケアの目標を示す 診断計画，治療計画，教育計画の３つに分けられる（p. 101）
④経過記録 progress note	③の初期計画に従って実施した具体的な栄養教育内容を経時的に記録したもの。この記録を読むことにより，問題の解決過程が理解できる SOAP 方式で記入する叙述的記録とフローシートに分けられる（p. 102, 103）
⑤要約 summary	入院期間中の治療経過を問題別にまとめたもの。退院後のケアや他院への紹介に役立てる
⑥監査 audit	実施したケア計画の記録を監査し，ケアの過程や結果を評価する。監査によって明らかになった問題点を是正し，計画を修正する

記載されている。

③医療チームのメンバーが情報を共有することにより，共通の目的意識をもてるようになる。

④一貫した栄養管理・栄養教育を行うことができる。

⑤記録を残しておくことにより，症例の検討を行ったり，研究会や学会などで発表するなどして，今後の栄養食事指導・栄養ケアに活かすことができる。

栄養ケアに関係する記録の例は**参考資料 2 ～ 5**（p. 115 ～ 118）を参照。

b 問題志向型システム（POS：problem oriented system）の活用 ◀ ……

◀35-119
34-117

1 POS の概要 ●

1 POS，POMR とは

POS は，問題志向型システムと訳される。患者の医学面での問題だけでなく，生活や心理面についての問題も全般的に解決していくために，問題解決過程を系統的に記録してわかりやすく示したものである。患者の問題，特性を明確に示している点が特徴といえる。

また，POS による一定の方式に従って記録したものを，POMR（problem oriented medical record；問題志向型診療録）という。**表 2-29**のように基礎データ，問題リスト，初期計画，経過記録，要約，監査の６つの構成要素からなる。これらの系統的な記録により，効率のよいチーム医療の実践を図ろうとするものである。

表2-30 問題リストの例

年月日	アグレッシブプロブレム	インアクティブプロブレム	解決年月日
20XX.3.20	①肥満傾向 ②間食習慣あり ③エネルギー摂取量の過剰	→②解決	20XX.8.8

注）意欲，知識，意識などは POS では問題としない。どこに問題があるのかを明らかにして，栄養ケア計画を立てることになる。

② POS，POMR の利点

①チーム医療に携わるメンバー（医師，看護師，薬剤師，管理栄養士，作業療法士など）が患者の全般的な情報を共有できる。

②患者の問題点を解決するために，記録を系統的に保存・管理できる。

2　基礎データ●

氏名，性別，生年月日，住所，職業などの患者のプロフィール，診療録・看護記録からの情報，身体計測値・臨床検査値などの情報を収集し，記入する。

基礎情報のほか，必要な情報項目をあらかじめ決めて系統的に確認していくと，情報を漏れなく集めることができる。

3　栄養アセスメント●

2-A（p.31）参照。

① 情報の収集

栄養ケア計画を立てるには，アセスメントが必要である。アセスメントに必要な情報は，管理栄養士が患者と面談（入院後 48 時間以内に行うことが望ましい）をして得るほか，面談前に医師の診療録や看護記録から収集しておく。

患者本人にはわからないことや，質問すると患者の不安を招くこと（脱水，発熱の程度，浮腫の部位と程度，顔色，出血など）は，患者との面談時には聞かず，診療録から情報を得るようにするといった配慮が必要である。

POS の実践では，アセスメントや記録から得られた情報や検査値など，栄養ケアを行う上で必要な情報を一つにまとめ，基礎データとして活用する。

② 問題リストの作成（表2-29参照）

基礎データ，アセスメントの結果を踏まえ，問題点を整理する。問題点は，アグレッシブプロブレムとインアクティブプロブレムに分けられる。この2つの違いが明確にわかるような記録方式が必要である（表2-30）。

①アグレッシブプロブレム：現在問題となっている項目。

②インアクティブプロブレム：解決された項目。

なお，問題は重要性，緊急性の高い順に対応する。

4　栄養管理計画●

2-B（p.49）参照。

① 栄養管理計画の定義と目的

栄養管理計画とは，実行可能なケアを事前に計画して文章化したものである。

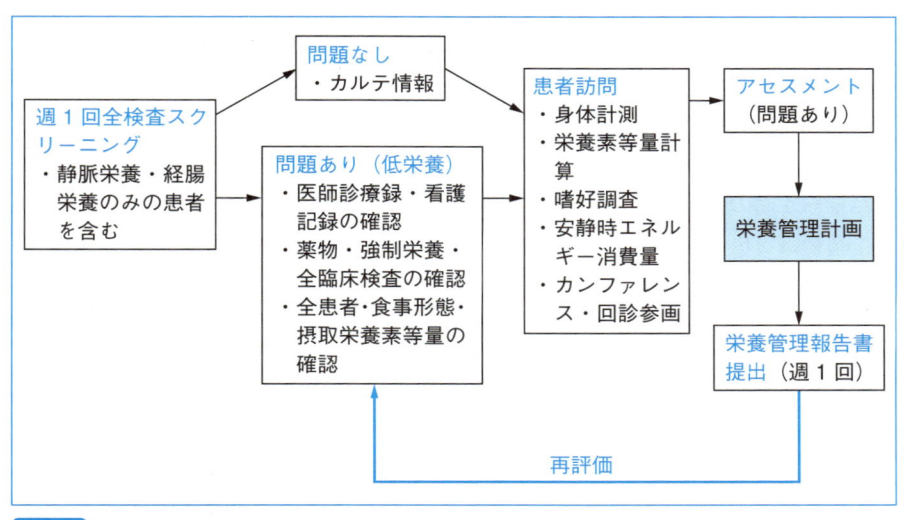

図2-14　栄養管理計画システムの例

資料）足立香代子：第3章 栄養ケアプラン，臨床栄養学Ⅰ，p.51（2012）第一出版を一部改変

表2-31　初期計画の例（「間食習慣あり」の例）

S	40歳ごろから太り始めた。間食は毎日2回程度。朝食は週2，3回欠食。夕食はほぼ毎日外食。いらいらしたとき，仕事が忙しいときに食べる量が増える。甘いものを勧められると断れない
O	推定栄養摂取量（入院前）：1,900kcal/日程度。間食300kcal/日 身体計測値（入院時）：身長163cm，体重87kg，BMI 32.2，体脂肪率40%（インピーダンス法），腹囲83cm
A	問題点：①間食が多い，②ストレスが過食につながる傾向あり，③朝食の欠食，④外食が多い
P	目標：①体重減少（4kg），②食事のリズムをつくる，③外食時の献立選択に活かせるスキルを身につける，④間食の減少 診断計画：①体重の変動，②食事の摂取状況，③心理的変化 治療計画：患者…①体重測定（毎日），②栄養食事指導の受講 　　　　　　管理栄養士…①4kg程度の減量指導，②栄養治療1,200kcal食，③栄養食事指導2回 教育計画：①間食のエネルギー量の把握，外食の選び方についての指導，②行動修正療法による長期の体重減少に関する説明

注）S：主観的情報，O：客観的情報，A：評価，P：計画

　栄養管理計画の目的は，患者一人ひとりに適正な栄養補給を行う計画を立てることである。栄養管理計画の流れを**図2-14**に示した。

2　POSにおける初期計画（表2-31参照）

　POSでは，アセスメント，問題リストから得られた各問題点について目標を設定するが，そのために診断計画，治療計画，教育計画に分けて，初期計画を立案する。計画の記入様式は，経過記録と同様に，叙述的記録で記入するとよい。

　①診断計画（Dx；diagnostic plans）：栄養状態，栄養素等摂取状況などの経過を把握するための方法を示した計画。

　②治療計画（Rx；therapeutic plans）：指示栄養量に基づいた食品構成・献立

計画，食品選択の指示，適正な食習慣形成のための指示。

③教育計画（Ex；educational plans）：患者が栄養食事療法を行っていく際，管理栄養士が介入する事項（例：食事記録をつけさせる，など）。

初期計画の例を**表2-31**に示した。

●**目標設定時の留意点**

①目標は「患者自身の目標」とする。

②一つの目標を達成すると一つの成果が得られるようにする。

③成果は客観的に確認できるようなものにする。

④目標の達成期限を定める。

5 栄養管理実施記録

POSにおける栄養ケア実施に関する記録としては,経過記録,要約（退院時要約）。があげられる。これらの記録はケア実施後，監査・修正し，よりよいケアにつながるよう活用することが大切である。

1 経過記録

経過記録には，叙述的記録とフローシートがある。

●**叙述的記録**　**表2-31〜33**のように，S（subjective data；主観的情報）・O（objective data；客観的情報）・A（assessment；評価）・P（plan；計画）の4つの要素に分けて記載する方式（SOAP方式）である。

記入に当たっての留意点としては，簡潔に書くこと，思考の流れが理解できるように，論理的に整理して書くことなどである。

●**フローシート**　治療過程をわかりやすくするために，治療内容，臨床検査値や体重，体脂肪率などの経時的変化を一覧表にまとめたものである。グラフを用いると，経過が一目で把握できる。

2 要約（退院時要約）

栄養ケアが終了した時点で，実施したケアについての要約，今後の治療方針を問題ごとにまとめて記載する。要約を記載することによって，事例を系統的に蓄積していくことが可能となり，今後の栄養ケアに活かしていくことができる。

3 監査・修正

経過記録，要約を基に，監査を行う。チーム内のカンファレンス（話し合い）または指導者による監査によって，栄養食事指導・栄養ケアにおける問題点を見出し，評価を行う。監査によって見出された問題点は是正し，よりよいケア計画へと修正する。これにより,栄養ケアの改善と医療チームの取り組みの改善の両方が行える。

Ｇ 薬と栄養・食事の相互作用

主な薬剤の種類については，**表2-34**に示す。

薬と栄養・食物の相互作用には，次の2種類がある。

①栄養・食物が薬の効果に影響を与える。

②薬が栄養状態に影響を与える。

表2-32 SOAP の項目

S (subjective data)	主観的情報（患者本人から直接得る情報） ・症状・状態・食生活などに対する患者の訴え・考え方など
O (objective data)	客観的情報 ・臨床検査値 ・身体計測・体重の変化 ・食事摂取・栄養素等摂取状況 ・医師の所見など
A (assessment)	評価（S と O の内容を基に評価を行う） ・栄養状態，栄養素等の過不足，食事バランス ・食事時間 ・栄養・食事療法の知識・意識など
P (plan)	計画（SOA に基づいて，計画を立案する） ・診断計画（Dx） ・治療計画（Rx） ・教育計画（Ex）

表2-33 経過記録の例

年月日	問題		SOAP
20XX.5.7	肥満	S	「栄養・食事指導を受けて，今までの食事の量の多さを実感した」
		O	1,200kcal の肥満治療食。食事 100％摂取，体重変化なし
		A	やや不安はあるものの食事療法への関心をもっている様子である
		P	栄養教育計画の持続。食事内容の記録の指示
20XX.5.20	肥満	S	「病院食の味付けにも慣れてきた気がする」
		O	食事 100％摂取，体重 2kg 減少
		A	食事療法に積極的な姿勢がみられる
		P	5 月 21 日より超低エネルギー食に移行。不安や疑問があるときには申し出るように説明

表2-34 主な薬剤の種類

血圧降下薬	サイアザイド系利尿薬（ナトリウム再吸収抑制），β遮断薬（血圧・心拍数抑制），カルシウム拮抗薬（血管拡張），アンジオテンシン変換酵素阻害薬（ナトリウム排泄促進），アンジオテンシンⅡ受容体拮抗薬（カリウム排泄抑制）など
血糖降下薬	スルホニル尿素薬・DPP-4 阻害薬・グリニド薬（インスリン分泌促進），ビグアナイド薬・チアゾリジン薬（インスリン抵抗改善），α-グルコシダーゼ阻害薬・SGLT2 阻害薬（糖吸収・排泄調節）など
脂質異常症薬	スタチン（LDL-C 減少・HDL-C 増加），フィブラート（TG 分解促進・合成抑制），プロブコール（胆汁酸増加による LDL-C 減少）など
尿酸降下薬	アロプリノール・フェブキソスタット（尿酸産生抑制），ベンズブロマロン・プロベネシド（尿酸排泄促進）など
抗血栓薬	アスピリン，イコサペント酸エチル，チクロピジン，ワルファリンなど
便通改善薬	センノシド，アローゼン顆粒，酸化マグネシウムなど
認知症薬	アリセプト®，レミニール®，イクセロンパッチ®，リバスタッチ®

表2-35	薬物の相互作用
相加作用	2つ以上の薬物を併用→個別に使用した場合の相和として薬理作用が現れる
相乗作用	2つ以上の薬物を併用→相加作用より大きな薬理作用が現れる
阻害作用	ある活性をもつ薬物が，その作用を無効にする薬物により妨害される，あるいは，薬物代謝酵素を誘導して相手となる薬物の代謝を促進し，作用を減弱すること。相減作用（作用の相和より小さい薬理作用が現れる）も含む

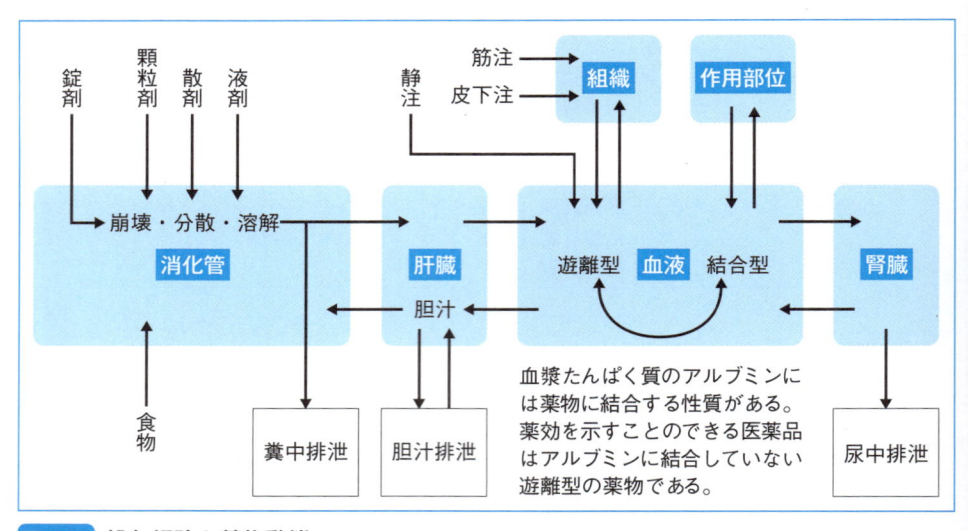

図2-15 投与経路と薬物動態

資料）篠塚和正 / 日本臨床栄養協会編：NR・サプリメントアドバイザー必携, p.321（2021）第一出版

　安全で効率のよい医療を実現するためには，栄養療法，薬物療法の連携が必要である。

　食品と薬の相互作用は，どのライフステージでもみられる問題であり，特に小児，高齢者においての問題が重要視されている。また，薬と食品との関係を考える場合は，相互作用だけでなく，服用時間による影響なども考慮する必要がある。

1 相互作用の定義

　薬物の相互作用とは，複数の薬物を併用した場合，双方あるいは一方の作用に影響を与えることを指す（表2-35）。

　複数の薬物が処方される場合は，薬物間の相互作用に対するチェックが厳重に行われている。これと同様に，薬物と飲食物（およびそれらに含まれる化学物質，添加物など）の間の相互作用のチェックも行っていくべきだと考えられる。

2 薬物の生体内動態および食品成分との接点

　薬物動態は，薬物が生体内処理される過程で，吸収，分布，代謝，排泄に分けられる（図2-15）。薬物がその作用を発現するためには，血液を介して，全身循環系に入る必要がある。

　そのほか，薬物の飲食物としての利用，栄養素の薬物としての利用もある。

3 薬と栄養・食物の相互作用

　傷病者に対する食事療法は，多くの場合，薬物療法と併せて用いられる。そのた

表2-36	医薬品情報収集の情報源例
医療用医薬品添付文書	第十七改正日本薬局方医薬品情報（JPDI2016）
新医薬品承認審査概要（SBA）	医薬品安全対策情報（DSU）
医薬品等安全性情報	医薬品インタビューフォーム（IF）
医療用医薬品製品情報概要	
「使用上の注意」の解説	
独立行政法人医薬品医療機器総合機構　https://www.pmda.go.jp/	
国立医薬品食品衛生研究所ホームページ　医薬品情報ガイド	
https://www.nihs.go.jp/dig/jpharm4.html	

め，薬との相互作用が起こる可能性を念頭に置いて栄養食事指導を行う必要がある。

栄養と薬物の相互作用としては，①薬効に対する食品成分の作用，②栄養素・食品成分が引き起こす生理作用に対する薬物の効果，③栄養状態（食欲，味覚，栄養素の消化・吸収・代謝・排泄）に薬物が与える影響，④栄養状態が薬効に与える影響，があげられる。食欲低下や味覚障害が起こり，患者の栄養状態が悪くなっている場合は，まず薬物の副作用を検討する。

したがって，管理栄養士は，患者の栄養状態を評価する場合，薬物の影響を想定する能力，必要な医薬品情報を入手する手段，入手した情報を正確に読み取る能力を身につけておく必要がある（表2-36）。

医薬品は，一般用医薬品OTC薬と医療用医薬品に分けられる。

・一般用医薬品OTC薬（over-the-counter drugs）：一般の人が自分の判断によって薬局などで購入できる薬。自己治療に用いられる。

・医療用医薬品：医師の処方箋がないと購入できない薬。処方薬とも呼ばれる。

a 栄養・食品が医薬品に及ぼす影響 ◀ 36-117

食事が薬物の利用効率を減少または増大させるため，内服薬の服用には投与時間の指示（食後，食間など食事の時間に合わせた指示）がなされている。

内服薬は，図2-15のような過程を経る。この過程の中で，薬物の不活性化や分解作用が起こる。

薬物の血中濃度は，最高血中濃度（Cmax），最高血中濃度到達時間（Tmax），血中濃度−時間曲線下面積（AUC）などで表される（図2-16）。有効血中濃度とは，最小有効濃度と中毒域レベルの濃度の間である。このような薬物の吸収量と吸収速度を示す指標を**バイオアベイラビリティ**という。

バイオアベイラビリティ
生物学的利用性。循環血中に移行した薬物の投与量に対する比率およびその速度。

Column 特定保健用食品と薬剤の相互作用

特定保健用食品の中に，血圧，血中のコレステロールなどを正常に保つこと等を目的としたものがある。これらの降圧剤，血糖降下剤等を併用すると，さまざまな作用を引き起こす場合がる。例えば，ラクトトリペプチド，かつお節オリゴペプチドなどを用いた血圧高めの人を対象とした食品と，降圧薬の1つであるACE阻害薬の併用で血圧低下が増強したり，血糖が気になる人のための特定保健用食品と糖尿病治療薬の併用は，低血糖を招く場合がある。

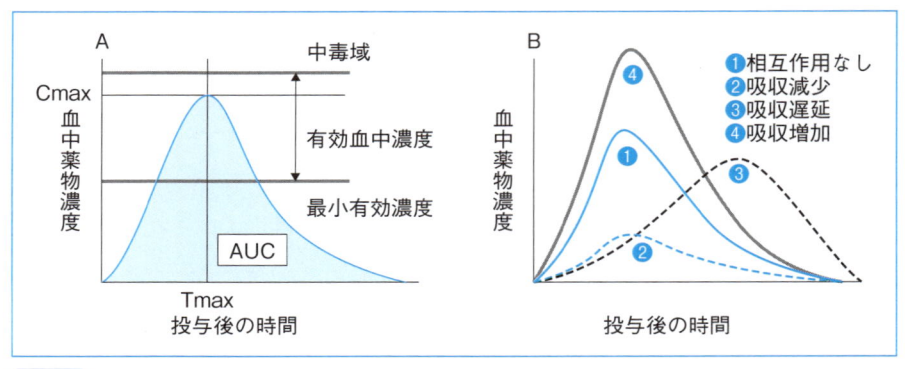

図2-16 食物-薬物相互作用における薬物血中濃度の推移

資料）池本真二：第10章 食品と医薬品の相互作用，臨床栄養学Ⅰ，p.193（2012）第一出版

表2-37 胃内容排出速度（GER）に影響する主な因子

GER 上昇	GER 低下
空腹（胃内容量少）	食物（脂質，アミノ酸，糖質）
胃内 pH の上昇	胃内の高い酸性度
不安（神経緊張）	高浸透圧（高濃度の塩，非電解質，アミノ酸，シロップ剤中のショ糖など），高粘度
右を下に横臥	左を下に横臥
ドーパミン受容体拮抗薬（メトクロプラミド，ドンペリドン） 抗精神病薬（スルピリド） エタノール（少量）	抗コリン薬（アトロピン，プロパンテリン） 抗精神病薬（フェノチアジン系薬物，クロルプロマジン） 抗ヒスタミン薬（ジフェンヒドラミン） 三環系抗うつ薬（アミトリプチリン，イミプラミン） モルヒネ エタノール（大量） 冷水 栄養失調，頭部外傷，心筋梗塞，虫垂炎，膵炎，胃炎，糖尿病など

資料）池本真二：第10章 食品と医薬品の相互作用，臨床栄養学Ⅰ，p.193（2012）第一出版を一部改変

薬物の吸収過程に対する食事の影響として，①吸収の抑制，②吸収の遅延，③吸収の促進があるが，この薬物の吸収過程に影響を及ぼす最も重要な因子が**胃内容排出速度**（GER；gastric emptying rate），つまり胃の内容物が十二指腸に移動する速度である。GER は，さまざまな要因によって影響を受ける（**表2-37**）。

1 薬理効果に対する栄養・食物の作用

1 医薬品の吸収を低下させる食事の影響

食品や胃酸により吸収が低下する薬品は，基本的に食事の 30 分または 1 時間前に服用するべきとされている。しかし，胃の刺激を緩和するため，および利便性のため，食事と同時か食後の服用を勧める薬品が多い。

2 医薬品の吸収を促進する食品

食事と同時に服用すると吸収が促進される薬品の数は少ない（**表2-38**）。**初回通過効果**を受けやすい薬物では，同時に食品を摂取することでバイオアベイラビリティが上昇する。

初回通過効果
first-pass effect。服用した薬物は腸から吸収され，最初に肝臓に移行し代謝酵素によって代謝された後，全身を循環する。このように吸収された薬が肝臓で代謝されることをいう。そのため，消化管で吸収された薬物量より，循環血中に達した量が大幅に少なくなる薬がある。

表2-38 医薬品の吸収を促進する食品

医薬品	促進する食品・食事
グリセオフルビン（抗真菌薬）	脂質の多い食事
エトレチナート（皮膚用内服薬）	脂質の多い食事
シクロスポリン（免疫抑制薬）	食事の摂取
鉄剤	ビタミンCを多く含む食品(フルーツジュースなど)
ヒドララジン（降圧薬の血管拡張薬）	柑橘系のジュース

表2-39 グレープフルーツジュースと医薬品の相互作用

薬効分類	医薬品	薬効への影響
解熱鎮痛消炎剤	アンチピリン	薬物代謝酵素を阻害することにより，その基質となる薬物の不活化を阻害し，血中濃度の増加を介してその作用と副作用を増強するおそれがある
Ca^{2+}拮抗薬	ニカルジピン，ニフェジピン，シルニジン	
免疫抑制薬	シクロスポリン，タクロリムス	
抗血栓薬	シロスタゾール	

資料）篠塚和正：NR・サプリメントアドバイザー必携，第6版／日本臨床栄養協会編，p.329,330（2023）第一出版を一部改変

3 注意を要する食品

●**甘草**　その主成分であるグリチルリチンにより，偽アルドステロン症（血圧上昇，体内ナトリウムの貯留，低カリウム血症）を生じることがある。降圧薬の作用の減弱，降圧利尿薬の副作用増大，さらにジギタリス中毒（嘔吐，下痢，徐脈，不整脈，頭痛，嗜眠，めまい，視覚・聴覚障害，けいれんなど）の原因となり，心室細動により死に至る場合もあるので注意が必要である。漢方薬の約8割に配合され，しょうゆ，のど飴，外国ではタバコの風味付けに利用されている。

●**グレープフルーツジュース（GFJ）**　GFJに含まれるフラノクマリン類により，消化管の薬物解毒酵素が阻害される結果，薬物のバイオアベイラビリティが増加して薬物の血中濃度を上昇させ，薬効を増強，副作用を増大させる。GFJのバイオアベイラビリティ増加効果は20数種類の医薬品に及ぶことが判明している（**表2-39**）。

●**セントジョーンズ・ワート（SJW）**　セイヨウオトギリソウのこと。抗うつ作用，抗ストレス作用がある。SJWの長期服用は，**表2-40**に示す医薬品の血中濃度を低下させ，薬理効果を減少させる。

4 ビタミンが薬効に及ぼす影響

ビタミンを必要量以上に大量摂取した場合，薬物の血中濃度を低下させることがある。

●**ビタミンB₆**

・1日80～400mgの塩酸ピリドキシン（ビタミンB₆）を4週間補給→フェニトイン（抗てんかん薬）の血中濃度が低下する。

表2-40 セントジョーンズ・ワートと医薬品の相互作用

薬効分類	医薬品	薬効への影響
気管支拡張薬	アミノフィリン，テオフィリン	薬物代謝酵素を誘導して血中濃度を低下させることにより，薬効を減弱させるおそれがある
抗不整脈薬	アミオダロン，キニジン，ジソピラミド，リドカイン	
抗ウイルス薬	リトナビル	
免疫抑制薬	シクロスポリン，タクロリムス	
抗血栓薬	ワルファリン	
抗てんかん薬	カルバマゼピン	

資料）篠塚和正：NR・サプリメントアドバイザー必携，第6版／日本臨床栄養協会編，p.329,330（2023）第一出版を一部改変

表2-41 食欲に影響を与える薬物

食欲の増進	抗ヒスタミン薬，向精神薬，ステロイド剤，抗不安薬（ベンゾジアゼピン剤），インスリン，抗精神病薬（フェノチアジン系薬物，クロルプロマジン），スルホニルウレア剤
食欲の低下	抗生物質，抗がん剤，レボドパ，サイアザイド系利尿薬

・1日200mgのピリドキシンを4週間補給→フェノバルビタール（抗てんかん薬）の血中濃度が低下する。

●ビタミンK　肝臓で産生する第Ⅱ，Ⅶ，Ⅸ，Ⅹ血液凝固因子の合成に不可欠。

・ワルファリンカリウム（抗凝固薬）は上記の合成を阻害することによって抗凝固効果を発揮する。ビタミンKの大量摂取（クロレラ，納豆など）→ワルファリンカリウムの薬効を減弱する。

5 喫煙が薬効に及ぼす影響

タバコの煙中のニコチン，タールがCYP1A1，CYP1A2分子を誘導し，治療薬物との相互作用を引き起こす。

・影響を受ける医薬品例：イミプラミン（抗うつ薬），クロルプロマジン（フェノチアジン系抗精神病薬），アセトアミノフェン（解熱鎮痛消炎剤），ワルファリンカリウム（抗凝固薬）

◀37-115
35-118

b 医薬品が栄養・食事に及ぼす影響 ········

1 味覚に影響を及ぼす医薬品

味覚障害は亜鉛欠乏とかかわりがあるため，亜鉛欠乏を引き起こす薬物に注意する。

例：重金属拮抗剤，D-ペニシラミン（関節リウマチ等の薬）→亜鉛との結合→亜鉛欠乏→味覚障害を起こす

このほか，利尿薬，メトトレキサート（抗悪性腫瘍薬・リウマチ薬），塩酸ドキソルビシン（抗悪性腫瘍薬），パーキンソン病治療薬なども味覚障害を招く。

2 食欲に影響を及ぼす医薬品

●食欲を増進させる医薬品（表2-41）

・抗ヒスタミン薬：塩酸シプロヘプタジンは，アレルギー反応を抑える抗ヒスタ

ミン効果のほか，セロトニン拮抗作用があり，食欲を増進させ体重増加を招く。

・制吐作用・抗ヒスタミン効果のある向精神薬：食欲を増進させ過食を招く可能
性がある。

　　例：クロルジアゼポキシド，ジアゼパム

・たんぱく質同化ステロイド：窒素の貯留，除脂肪体重の増加，体重増加を招く。

　　例：テストステロン，グルココルチコイド

●**食欲を低下させる医薬品（表2-41）**　　食欲を低下させる医薬品は数が多いた
め，すべてを把握するのは難しい。食欲低下のみられる患者に対して，食欲低下
の原因が医薬品によるものであるか否か，医薬品情報などを基に判断する能力が
必要とされる。

・塩酸メタフェタミン：中枢神経刺激薬のアンフェタミン類（ヒロポン）は，食
欲を抑制し，かなりの体重減少を引き起こす。

・マジンドール：アンフェタミン類似物質で，高度肥満症の治療に用いられる。
食欲中枢への直接作用，神経終末のノルエピネフリン，ドーパミン，セロトニ
ンを介して食欲を抑制させる。

・多量の飲酒（アルコール）：食欲不振，食事摂取量の減少，代謝異常，低栄養
の原因となっている。

①食欲不振の原因：飲酒による胃炎，乳糖不耐，肝炎，肝硬変，膵炎，禁断症状
などが背景。

②二次的な食欲不振：食欲不振→食事摂取量の減少→低栄養→チアミン（ビタミ
ンB_1），亜鉛，たんぱく質の欠乏→二次的な食欲不振となる。

３ 悪心・嘔吐を引き起こす医薬品

悪心・嘔吐を引き起こす医薬品は数多くある。

　　例：ジギタリス（強心配糖体）とその関連薬物，がん化学療法治療薬

４ 腹部膨張感を引き起こす医薬品

セルロース誘導体（錠剤，顆粒剤に用いられる結合剤，コーティング剤）を含む
医薬品は，栄養素の吸収を障害し栄養素欠乏を招くことがある。

・メチルセルロース，ヒドロキシプロピルメチルセルロース：世界中で使用され
ている，胃の中で溶けるコーティング剤である。

・ヒドロキシプロピルメチルセルロースフタレート：pHの低い胃では溶けず，
腸で溶ける。酸に弱い薬，腸で吸収させたい薬のコーティング剤である。

・このほか，アレジオン（抗アレルギー薬），エラスチーム（脂質異常症治療薬），
ガスター（H_2ブロッカー系の薬，胃酸抑制薬），α-グルコシダーゼ阻害剤（食
後過血糖改善薬），バイロテンシン，カルスロット（共にカルシウム拮抗薬），
プレドニン（副腎皮質ホルモン）など，医薬品の有効成分が関与し，悪心，嘔
吐，食欲不振を伴うものが多い。

５ 栄養状態を変化させる医薬品

表2-42に，栄養状態を変化させる医薬品についてまとめた。

強心配糖体
強心作用をもつステロイ
ド配糖体の総称で，ジギ
タリスが最も有名。心不
全の治療薬として重要で
ある。心筋収縮力の増強，
心拍数の減少，房室間刺
激伝導の阻止のほか，利
尿作用，催吐作用も有す
る。

表2-42 栄養状態を変化させる医薬品

	栄養状態	医薬品
血　糖	血中グルコースの上昇	グルココルチコイド，サイアザイド系利尿薬，フロセミド，ニコチン酸，フェニトイン
	低血糖を引き起こす	スルホニルウレア，ビグアナイド，インスリン
血中脂質	血中総コレステロールの上昇	クロルタリドン，ヒドロクロロチアジド（ともに利尿薬），クロルプロマジン（フェノチアジン系抗精神病薬）
	血中総コレステロールの低下	コレステロール低下薬（スタチン系薬剤，コレスチラミンなど），アスピリン，コルヒチン，プラゾシン，クロニジン
	血中HDLコレステロールの上昇	フェニトイン，エタノール，シメチジン，テルブタリン（気管支拡張薬），プラゾシン（降圧薬）
	血中HDLコレステロールの低下	ダナゾール（子宮内膜症治療薬），オクスプレノール（β遮断薬）
	血中トリグリセライドの上昇	エタノール
	血中トリグリセライドの低下	ノルエチステロン
たんぱく質	窒素バランスが負（−）	テトラサイクリン類
	窒素バランスが正（＋）	インスリン
	アミノ酸の血中レベル上昇	アスピリン
ビタミン	チアミンの血中レベル低下	エタノール
	リボフラビンの血中レベル低下	クロルプロマジン（フェノチアジン系抗精神病薬）
	ナイアシンの血中レベル低下	イソニアジド
	ビタミンB_6の血中レベル低下	イソニアジド，ヒドララジン，エチオナミド，ペニシラミン，経口避妊薬，エストロゲン，ヒドロコルチゾン，イミプラミン，レボドパ，ピペラジン
	葉酸の血中レベル低下	エタノール，フェニトイン，プリミドン，トリアムテレン，コレスチラミン
	葉酸代謝に拮抗作用をもつ	ピリメタミン，ペンタミジン，メトトレキサート
	ビタミンB_{12}の吸収を阻害	シメチジン，ラニチジン，パラアミノサリチル酸塩，メトホルミン，コルヒチン，メトトレキサート，ビタミンCの過剰摂取
	ビタミンB_{12}の分解を促進	亜酸化窒素（笑気ガス）による長時間の麻酔
	ビタミンB_{12}の血中レベル低下	経口避妊薬，喫煙
	ビタミンCの血中レベル低下	経口避妊薬，喫煙，アスピリン，テトラサイクリン
	ビタミンAの血中レベル上昇	エストロゲン，経口避妊薬
	ビタミンAの吸収低下	コレスチラミン
	ビタミンDの血中レベル低下	フェノバルビタール（抗けいれん薬）→長期服用でくる病になる
	ビタミンEの必要量を高める	魚油摂取
	腸内細菌からのビタミンK_2の供給がなくなる	下剤や腸管抗生物質の長期服用
	プロトロビンの合成の低下	サリチル酸類
	ビタミンKの吸収低下	コレスチラミン
ミネラル	カリウムの吸収低下	下剤，緩下薬
	腎臓でのカリウムの排泄増大	サイアザイド系利尿薬，フロセミド
	尿中カリウムの上昇	ペニシリン，グルココルチコイド類，テトラサイクリン，ゲンタマイシン，アルコール
	カリウムの血中レベル低下	インスリン
	カリウムの血中レベル上昇	ACE阻害薬，カリウム製剤，スピロノラクトン，トリアムテレン，β遮断薬
	カルシウムの吸収上昇	水酸化アンモニウム，コレスチラミン
	カルシウムの吸収低下	リン酸塩，コルチコステロイド
	尿中カルシウムの排泄減少	サイアザイド系利尿薬
	尿中カルシウムの排泄増大	ゲンタマイシン，ミトラマイシン，フロセミド，アクチノマイシンD
	鉄の吸収増大	アロプリノール，フルクトース，アスコルビン酸
	鉄の吸収減少	制酸薬，リン酸，テトラサイクリン
	体内鉄の消失	アスピリンと非ステロイド性抗炎症薬（NSAIDs）による消化管出血
	鉄の血中レベル上昇	経口避妊薬
	ヨウ素の吸収を阻害	パラアミノサリチル酸塩，アミオダロン，コバルト，リチウム→甲状腺腫を生じる
	リンの吸収減少	アルミニウムまたはマグネシウムを含む制酸薬
	尿中排泄上昇によるマグネシウムの欠乏	サイアザイド系利尿薬，フロセミド，シスプラチン，アルコール，アミノ配糖体，ゲンタマイシン，アムホテリシン，シクロスポリン
	亜鉛の欠乏	アルコール，サイアザイド系利尿薬，フロセミド，シスプラチン，ペニシラミン，フェニトイン

資料）池本真二：第10章 食品と医薬品の相互作用，臨床栄養学Ｉ，p.203-205（2012）第一出版より作成

表2-43　電解質の変化に影響を与える薬物

ナトリウム	損失	緩下薬，利尿薬，プロベネシド
	過剰	投薬時の多量の生理食塩水の投与
カリウム	損失	利尿薬（ループ系利尿薬：フロセミド，ブメタニド），緩下薬，プロベネシド，アンホテリシンB
	過剰	スピロノラクトン，ペニシリンGカリウム
リン	損失	結合体（アルミニウム，カルシウム，マグネシウム），コルチコステロイド，フロセミド，サイアザイド系利尿薬
	過剰	リン含有薬，化学療法による細胞の崩壊
マグネシウム	損失	アルコール，利尿薬，化学療法（シスプラチン），アンホテリシンB，サイクロスポリン，プロベネシド，ペンタミジン
	過剰	マグネシウム含有制酸薬
カルシウム	損失	①排泄の増加：フロセミド，トリアムテレン，プロベネシド，シスプラチン，アンホテリシンB，カルシトニン，フェニトイン，ペンタジン ②呼吸不良：コルチコステロイド，フェニトイン，フェノバルビタール ③キレート化：アルブミン，リン酸
	過剰	カルシウムあるいはビタミンDの過剰摂取

資料）池本真二：第10章 食品と医薬品の相互作用，臨床栄養学Ⅰ，p.200（2012）第一出版を一部改変

6　特異な相互作用を引き起こす医薬品（MAO阻害薬；モノアミンオキシダーゼ阻害薬）

アミノ酸の吸収メカニズムを阻害し，アミン類の吸収・蓄積を高めるアドレナリン作動性神経の興奮→頭痛，悪心，不穏，発汗，動悸，血圧上昇，発熱，まれに脳出血を引き起こす。

　　例：イソニアジド（抗結核薬），プロカルバジン（抗悪性リンパ腫薬），塩酸セレギリン（パーキンソン病治療薬）

　・抗ヒスタミンの蓄積を引き起こし，ヒスタミン中毒症状（顔面紅潮，じんましん，悪心，嘔吐，頭痛）を呈する。

　・MAO阻害薬を服用する際は，チラミンが多い赤ワイン，チーズ，チョコレート，ニシン，肝臓（レバー）などは控える。さらに，チラミンはフェニルアラニンからチロシンを経て合成されるため，フェニルアラニン，チロシンや，ヒスチジンを多く含む食材（カジキマグロなど）も控える。

7　水分代謝と医薬品の相互作用

利尿薬は，体内水分の排出を促進するものであるが，同時にナトリウム，カリウムなどのミネラルも排泄させ，水分のみではないことに注意する必要がある。

8　電解質に影響を及ぼす医薬品（表2-43）

比較的，短時間に強い症状・反応として現れる場合が多い。

問題 次の記述について〇か×かを答えよ。

臨床検査による栄養アセスメント

1 血清アルブミンは，1週間以内のたんぱく質合成能を反映する。
2 尿中 3-メチルヒスチジン量は，筋たんぱく質の代謝回転速度を反映する。
3 トランスフェリンは，ビタミン A の指標になる。
4 血清総コレステロールは，過栄養状態の指標になる。
5 負の窒素出納の場合，たんぱく質の投与不足と評価できる。

6 C 反応たんぱく質（CRP）は，部位特異的な炎症状態の指標である。
7 尿たんぱく陽性は，腎機能障害を疑う。
8 血清クレアチニン濃度は，栄養状態の指標である。
9 間接熱量計による測定で得られた数値は，水分の貯蔵量の算出に用いられる。
10 血清ビタミン C 濃度は，体内ビタミン C 貯蔵量を反映する。

身体計測による栄養アセスメント

11 体脂肪率は，膝高から推定できる。
12 体たんぱく質貯蔵量を評価できる方法は，身体計測のみである。
13 握力，背筋は栄養評価に用いられない。
14 BMI は，肥満の判定基準として用いられる。
15 6 か月に 3 ％の体重減少がみられる場合は，高リスクである。

16 上腕三頭筋皮下脂肪厚は，体脂肪量の指標となる。
17 上腕筋囲は，筋肉量の指標となる。

臨床診査による栄養アセスメント

18 40℃近い発熱を呈する場合は，低エネルギー食が適切である。
19 低栄養によって浮腫が生じる原因は，血液循環不全である。
20 黄疸の原因は，高アンモニア血症で，鉄欠乏性貧血により症状が現われる。
21 高張性脱水の際は，高張性の飲料の補給が適している。
22 匙状爪（スプーンネイル）は，たんぱく質摂取不足に特徴的な徴候である。

食事調査による栄養アセスメント

23 減量が必要な患者の食事を聞き取る際は，主食の量を正確に評価することが重要である。
24 外来患者の栄養指導の際は，食物摂取頻度調査法による食事調査が適切である。

栄養ケア計画と実施

25 栄養ケア計画は，患者の QOL よりも臨床的重要度を優先して立てる。
26 肥満症患者では主食の量を減らすことが最も重要である。
27 栄養ケアの実施の際は，アドヒアランスを高めることを意識する。
28 多領域からのケアも，摂食機能向上に有効である。
29 栄養教育に，行動療法を応用することが大切である。

30　嚥下調整食は，常食よりもエネルギー密度（kcal/ g）の高い食事である。

31　消化管が利用できる場合は，経口もしくは経腸栄養を行う。

32　経口栄養は，経腸栄養に比べて満足感を得にくい。

33　経口摂取が不可能な場合，栄養素の補給はできない。

34　食事療法では味覚を楽しむことができる。

経腸栄養法

35　下痢を呈する際は，浸透圧の高い栄養剤に変更する。

36　経腸栄養法ではバクテリアルトランスロケーションは起こりにくい。

37　成分栄養剤の炭水化物源は，グルコースである。

38　成分栄養剤の脂質含有量は，非常に少ない。

39　半固形タイプの経腸栄養剤の使用により，嘔吐予防が期待できる。

40　経腸栄養剤の投与速度が速すぎると，下痢が生じやすい。

41　PEG は，細径の栄養チューブを経鼻的に消化管内に挿入留置し，経腸栄養剤を投与する方法である。

42　成分栄養剤の窒素源は，食品たんぱく質である。

43　半消化態栄養食（剤）は，消化能力がほとんどない状態でも使用できる。

経静脈栄養法

44　末梢静脈栄養では十分な栄養量を確保できる。

45　中心静脈栄養ではカテーテルによる合併症を起こすことがある。

46　長期の高度な飢餓状態が疑われる患者に対しては，早急に十分なエネルギー投与を行う。

47　末梢静脈栄養法は，中心静脈栄養法よりも合併症のリスクが高い。

48　消化管障害を有する場合は，積極的に中心静脈栄養を適応する。

知識・技術の獲得のための栄養教育の留意点

49　栄養教育に当たり，食事療法に関する知識が最新の正しいものであるか確認する。

50　医療スタッフ間で，患者に提供する情報の統一を図る。

51　患者一人ひとりの情報受容能力に合わせた教育を行う。

52　できるだけ医学用語や専門用語を用いて，患者に教育する。

外来での栄養教育

53　個人教育では，はじめに，なるべく多くの教育目標をあげておく。

54　個人教育の特徴として，時間がかからないことがあげられる。

55　集団教育の特徴として，対象者同士の連帯感が生まれることがあげられる。

56　カウンセリング手法の共感的理解は，患者の人としての価値を認め，尊重することをいう。

栄養教育

57　入院時の栄養教育の目的の一つに，栄養状態の改善がある。

58　入院時の栄養教育で，保険診療報酬の算定が認められるのは 5 回までである。

59　退院時の栄養教育では，必ず入院中と同じ栄養量を継続できるように指導する。

60　在宅栄養ケアでは，病態の治療が第一目的とされる。

栄養管理のモニタリングと再評価

61 モニタリングは，栄養管理の最初の段階で行われる。

62 モニタリングの結果により，栄養ケア計画を変えることはない。

63 モニタリングで用いる栄養状態の指標は，対象者の状態によって異なる。

64 モニタリングでは，プロセス（過程）評価は行わない。

栄養管理の再評価

65 エネルギー必要量の再評価では，必ず安静時代謝量を測定し，再調整を行う。

66 血清アルブミン値が低下している場合は，たんぱく質の供給量を減らす。

67 栄養補給法の再評価では，経腸栄養，静脈栄養の方法が適切か確認し，経口栄養については考慮しない。

68 在宅医療では，実施している栄養補給法が継続可能かについても確認する。

臨床症状や栄養状態のモニタリングと再評価

69 身体計測は，一定の測定機器，測定時間，測定者で継続するのが望ましい。

70 外来患者の栄養教育では，食事記録は患者にとって食事療法実践への動機付けになるため，どの患者についても必ず実施する。

71 医療経済的評価では，栄養教育によって削減された医療費を算出する。

72 モニタリングに血液検査値を用いる際は，基準値の範囲かどうかだけでなく，変動にも注意する。

栄養管理記録

73 栄養ケア記録は，管理栄養士のみが記入する。

74 ほかの医療スタッフにもわかりやすいように，専門用語を使わず，毎回，詳しく説明する。

75 栄養ケア記録には，管理栄養士が行った指導の要点の明記が必要であるが，栄養食事指導料の算定とは無関係である。

76 栄養ケア記録作成時には，栄養ケアの考え方を理論的に示すよう留意する。

77 栄養ケアの目標は，POS（問題志向型システム）の初期計画として設定する。

78 栄養ケア記録は，法律により義務付けられている。

79 POS は，患者の医学面の問題に絞って問題解決過程を記録したものである。

80 POMR は，POS を行わない場合に用いることができるシステムである。

栄養管理実施記録

81 経過記録を叙述的記録で行う場合には，S（主観的情報）・O（客観的情報）・A（評価）の3つの要素に分けて記載する。

82 栄養ケアが終了したら，ケアについての要約を記載する。

83 記録・要約を基に監査を行い，医療チームの取り組み方を改善した上で，同じケア計画を再度実施する。

84 経過記録をフローシートで行う場合は，記載内容を治療内容のみに絞って，一覧表にまとめる。

食物と医薬品の関係

85 グレープフルーツジュースの摂取は，消化管の薬物解毒酵素に影響を与える。

86 ビタミン K は，ワルファリンカリウムと拮抗する作用をもつ。

87 甘草は，降圧薬の作用を増大させる。

88 初回通過効果を受けやすい薬物は，食事と同時に服用するとバイオアベイラビリティが上昇する。

医薬品が栄養に及ぼす影響

89 味覚に影響を及ぼすのは，鉄欠乏を引き起こす薬物である。

90 抗ヒスタミン薬は，食欲を低下させる。

91 MAO 阻害薬を服用するときは，チラミンが多い食品を多く摂取する。

92 セルロース誘導体を含む医薬品の服用は，栄養素欠乏につながることがある。

93 インスリンは，高血糖を引き起こす。

94 アスピリンは，アミノ酸の血中レベルを上昇させる。

95 イソニアジドは，ナイアシンの血中レベルを上昇させる。

96 アスコルビン酸は，鉄の吸収を減少させる。

1 × 血清アルブミンの半減期は 18 ～ 23 日で，比較的長期の肝臓たんぱく質合成能を反映する。長期間の栄養状態低下時の指標となる。

2 ○ 3-メチルヒスチジンは，筋肉を構成するアミノ酸で，筋肉の分解で生じた 3-メチルヒスチジンは，たんぱく質合成に再利用されないため，尿中排泄量は，筋たんぱく質の代謝回転速度を反映する。

3 × トランスフェリンは，血中の鉄輸送を担っており，鉄が欠乏すると肝臓での生合成が増加し，鉄結合能は高まる。ビタミン A の指標となるのはレチノールで，ビタミン A の高度の欠乏状態で低下する。また，トランスフェリンとレチノール結合たんぱく質は，いずれも低栄養状態の指標でもある。

4 × 血清総コレステロールは，低栄養状態の指標となっている。また，脂質異常症の診断にも用いられる。

5 ○ 負の窒素出納とは摂取量が排泄量を上回っている状態で，体たんぱくの異化が亢進していると考えられる。

6 × 非特異的な炎症状態の指標で，炎症部位にかかわらず血中濃度が上昇する。

7 ○

8 ○ 血清クレアチニンは，腎機能の指標である。尿中クレアチニン排泄量が筋肉量に相関するため，栄養状態の指標となる（クレアチニン身長係数）。

9 × 間接熱量計を用いた測定により，平均酸素消費量，平均炭酸ガス産生量，1 日の尿中窒素排泄量が得られ，これらの数値から安静時エネルギー消費量を算出する。間接熱量計による算定ができない場合は，ハリス-ベネディクトの式や国立健康・栄養研究所の式により算定する。

10 × 血清ビタミン C 濃度は摂取量を反映するが，体内貯蔵量は反映しない。

---

11 × 体脂肪率は，TSF，SSF といった皮下脂肪厚から判断することができる。最近ではヒューマンカウンターや生体インピーダンス法の開発により，簡単に測定できるようになっている。膝高から推定できるのは身長である。

12 × 除脂肪量，上腕筋囲，除脂肪組織率，上腕筋面積，握力などの身体計測のほか，24 時間蓄尿中のクレアチニンからも得られる。

13 × 筋肉の機能検査も動的な栄養評価として用いられる。握力は，筋たんぱく質の指標となる。

14 ○ BMI は体格指数ともいわれ，肥満の判定基準として用いられている。しかし，BMI だけでは栄養状態を判断することはできない。

15 × 体重減少率が 6 か月で 5 ％未満の場合は低リスクとされる。6 か月で 10% 以上の場合は高リスクである。

16 ○
17 ○

---

18 × 体温が 1 ℃上昇すると，安静時エネルギー消費量は 15% 上昇するといわれている。エネルギー消費が亢進しているため，低エネルギー食は不適切である。長期間，経口摂取量の確保が十分でない場合は，経腸・経静脈栄養法を検討する。

19 × 低アルブミン血症による血漿膠質浸透圧の低下が原因である。血液循環不全は，心不全などで生じ，浮腫，胸水などが生じる。

20 × 黄疸の原因は，高ビリルビン血症で，溶血性貧血によるビリルビン産生増大や，肝臓・胆管障害によるビリルビン排泄不全により症状が現れる。

21 × 高張性脱水とは，外液中のナトリウムよりも水（H_2O）を多く失っている状態で，低張性の飲料による補給が適切である。

22 × 匙状爪は，鉄欠乏性貧血に特徴的な症候である。

23　○　減量のためにエネルギー摂取量を評価する必要がある。一般的な日本人の食事では主食がエネルギーの大きな割合を占めている。しかし，間食や嗜好品，主食から多くエネルギーを摂取している場合もあるので24時間思い出し法による聞き取りや，食事記録法を用いて調査するのが適切である。

24　×　食物摂取頻度調査法は，習慣的な食事状況を評価するのに適しているが，エネルギー・栄養素摂取の絶対量の妥当性は低く，主に集団を評価する研究目的で使用されている。

25　×　栄養ケア計画は，患者QOLを考慮し，十分な情報提供とインフォームド・コンセントのもと立案することが望まれる。

26　×もしくは△　一般的な日本人の食事では主食のエネルギーに占める割合が高いため，主食の量を減らすことが重要と考えられるが，すべての肥満患者で当てはまるとは限らない。患者の食事を評価し，エネルギー過剰をもたらしている要因を明らかにし，減量が期待できる計画を立てる必要がある。

27　○　アドヒアランスとは治療や食事療法の決定に対して患者が積極的に関わり，治療に対しても主体的に関わることで，より高い治療効果が期待できるとされている。

28　○　摂食機能向上には，口腔ケア，義歯の調整，リハビリテーションなども有効である。

29　○

30　×　エネルギー密度の低い食事である。嚥下調整食とは凝集性が高く，付着性が低く，均一性のある食品であり，そのためには水分を多く含む必要があり，食品重量当たりのエネルギー量は低くなる。十分なエネルギー量を確保するためには，濃厚流動食やエネルギー補助食品の利用が必要な場合が多い。

31　○

32　×　経口栄養では口腔を経由することで，食欲を満たした満足感を得ることができる。

33　×　経口摂取が不可能でも栄養素は補給できる。消化管機能に問題がなければ経腸栄養法，消化管機能に問題がある場合は静脈栄養法を行う。

34　○

35　×　浸透圧の高い栄養剤は，下痢の原因になり得る。浸透圧は，消化態の栄養剤（低分子）ほど，濃度が高いほど，高くなる傾向にある。

36　○　腸管を長期間使用しなかった際の合併症である。

37　×　成分栄養剤の炭水化物源は，デキストリンである。成分栄養剤は，最も消化態の栄養剤であるが，でんぷんを完全消化態であるグルコース（ブドウ糖）として含有させると，浸透圧が高くなりすぎてしまう。

38　○　長期使用の際は，必須脂肪酸欠乏のリスクを考慮しなければならない。栄養剤の脂質含有量は，消化態ほど少なくなる傾向にある。半消化態栄養剤の中には脂質を非常に多く含むもの（50％E）もある。

39　○　粘度が高い栄養剤は，逆流予防になることがある。

40　○

41　×　PEG（経皮内視鏡的胃瘻造設術）は，内視鏡を使って腹部に胃瘻をつくる手術を指す。この胃瘻から，チューブを胃内部に挿入して経腸栄養剤を投与する。経鼻的に挿入したチューブを用いるのは，経鼻経管法である。

42　×　成分栄養剤の窒素源は，結晶アミノ酸のみである。

43　×　腸粘膜から直ちに吸収できる状態になっている消化態栄養剤と異なり，半消化態栄養食（剤）では，ある程度正常な消化・吸収能力が必要となる。

44 × 末梢静脈栄養法では静脈炎を防ぐために高浸透圧となる高濃度の栄養輸液が使えず，十分な栄養量が確保できない。

45 ○

46 × リフィーディングシンドロームのリスクがあるため，少量のエネルギー投与から徐々に開始し，血清カリウム・リン・マグネシウム，および血糖値をモニタリングの上，少しずつ増やしていく。

47 × 末梢静脈栄養法のほうが合併症のリスクが低い。中心静脈栄養法は，高血糖，低血糖，感染症，肝臓・胆嚢障害，バクテリアルトランスロケーションなどのリスクがある。

48 × 栄養補給は，可能な限り腸管を使用する。腸管を長期間使用しなかった場合，萎縮により回復に時間を要し，またバクテリアルトランスロケーションなどの合併症のリスクが生じる。

---

49 ○ 常に臨床栄養学分野の研究動向を意識し，新しい知識を得ておく必要がある。

50 ○ 管理栄養士が中心になって，疾患や病態と食事療法の関連性をどの程度まで説明するかなど，ほかの医療スタッフと統一見解をもっておく。医療スタッフ間で情報の内容が異なると患者の不信を招くことになる。

51 ○ 患者に正確に理解されているかを確認しながら，患者のペースに合わせて進めていく。

52 × 栄養教育の際に医学用語や専門用語は使用しない。ただ，改善した項目から達成感を見出せるように，臨床検査値を読みこなせるように教育する。

---

53 × 対象者の拒否反応を避けるため，最初は患者本人ができることを第一目標としたり，特に重要な点に絞る。その後の経過に従って，目標を高めていくことも検討する。

54 × 一度に多くの人数の教育ができる集団教育に対して，個人教育では時間がかかるという短所がある。

55 ○ 小集団では対象者同士の連帯感が生じる。

56 × 共感的理解は，患者の気持ちを内側から理解することをいう。患者の人としての価値を認め，尊重することは，受容という。

---

57 ○ 入院中の栄養教育の目的とされる，①栄養教育を通して適切な食事ケアと栄養管理を行い栄養状態を改善，②食事療法の習得，を達成するためには，患者の病態や特性に適合した病人食を全量摂取することが条件となる。

58 × 入院期間中に 2 回まで算定できる。

59 × 退院後も入院中と基本的に同様の食事を継続できるように教育するが，退院後の生活活動量が入院中と異なり，必要栄養量にも差が出る場合がある。この場合，患者にも違いを説明する。

60 × 在宅では，QOL の維持・向上が重視される。

---

61 × モニタリングは最初の段階ではなく，栄養補給や栄養教育を一定期間行った後に行う。栄養管理は，栄養スクリーニング→栄養アセスメント→栄養ケア計画→実施→モニタリング→再評価の順で行われる。

62 × モニタリングの結果により栄養ケア計画を評価し，問題があれば改善していく。

63 ○ 栄養状態を示す指標には，短期間の状態を反映するもの，長期間の状態を反映するものなど，さまざまな種類があるため，正しい選択が必要である。

64 × プロセス（過程）評価は，質的評価として行われることも多く，栄養管理，栄養教育の内容や流れなどの段階が計画通りに実施されていたか，また適切だったかを評価する。

---

65 × 安静時代謝量を測定できない場合は，ほかの方法で栄養管理中の供給エネルギー量の過不足を判定しても問題ない。体重の変化や皮下脂肪厚，筋囲，体脂肪量や除脂肪量の変化などから判定できる。

66 × 血清アルブミン値が低下していたとき，必ずしも増やせばよいばかりではないが，減らすことはない。たんぱく質投与量の見直しに当たっては，検査値や病態，ストレスレベルを再評価する。

67 × 経口栄養の方法も評価する。その際，咀嚼・嚥下機能に対して提供内容が適切かを評価する。

68 ○

69 ○

70 × 食事記録はストレスとなる場合もあるので，十分な配慮が必要である。

71 ○

72 ○ 血液検査値の変動から栄養状態の変化がわかる場合や，血中カルシウム濃度など，栄養状態の変動を反映しないものもある。

---

73 × 管理栄養士に限らず，医師，看護師，薬剤師，作業療法士などで記入する。

74 × 必ずしも専門用語を避けるのでなく，統一された方法や共通の言葉を用いて，簡潔に記載する。

75 × 栄養食事指導料の算定請求を行う際には，管理栄養士が指導を行った食事計画についての総エネルギー，栄養素別の計算，指導内容の要点，指導時間の明記が必要である。

76 ○

---

77 ○ 診断計画，治療計画，教育計画に分けて初期計画を立案し，各問題点の目標を設定する。

78 × 栄養ケア記録は法律で義務付けられたものではないが，栄養上の問題のある患者について行われる。

79 × POS では，医学面だけでなく，生活や心理面も含めた全般的な問題解決を目的とし，その過程を系統的に記録する。

80 × POMR（問題志向型診療録）は，POS の方式に従って記録したものである。

---

81 × S（主観的情報）・O（客観的情報）・A（評価）・P（計画）の４つの要素に分けて記載する。A では S と O の内容を基に評価を行い，P では，SOA に基づいて計画を立てる。

82 ○ 問題ごとに，実施したケアについての要約と今後の治療方針を記載し，今後の栄養ケアに活かしていく。

83 × 監査を受けて，医療チームの取り組み方の改善と同時に栄養ケア計画も修正し，改善していく。

84 × 治療内容だけでなく，臨床検査値，体重，体脂肪率などの経時的変化も記載する。

---

85 ○ グレープフルーツジュースは消化管の薬物解毒酵素の阻害を引き起こす。その結果，薬物の血中濃度を上昇させ，薬効を増強，副作用を増大させる。

86 ○ ワルファリンカリウム（抗凝固薬）は，ビタミン K の作用による肝臓での第 II，VII，IX，X 血液凝固因子の合成を阻害することによって効果を発揮する。そのため，ビタミン K の大量摂取は，ワルファリンカリウムの薬効を低下させる。

87 × 降圧薬の作用は減弱する。

88 ○ 初回通過効果は，消化管で吸収された薬物量より，循環血中に達した量が大幅に少なくなる現象をいう。

---

89 × 味覚に影響を及ぼすのは，重金属拮抗剤，D-ペニシラミンなど，亜鉛欠乏を引き起こす薬物である。

90 × 抗ヒスタミン薬は，食欲増進を招く薬物の一つである。

91 × MAO 阻害薬服用時にチラミンを多量摂取すると，頭痛，悪心などの症状が出る。服用時は，チラミンのほか，フェニルアラニン，チロシン，ヒスチジンを多く含む食品を控える。

92 ○ 錠剤や顆粒剤の結合剤，コーティング剤に用いられるセルロース誘導体を含有する医薬品は，栄養素の吸収を障害するため，栄養素欠乏につながることがある。

---

93 × インスリンが引き起こすのは低血糖である。

94 ○

95 × イソニアジドは，ナイアシンの血中レベルを低下させる。

96 × アスコルビン酸は，鉄の吸収を増大させる。

参考資料

① 治療食の概要　114

② 身体計測・臨床検査・血圧・栄養素等摂取量表(例)　115

③ 栄養ケア計画基本録（例）　116

④ 栄養管理計画書（褥瘡対策事項および GLIM 基準による評価を組み入れた例）　117

⑤ 栄養・摂食嚥下スクリーニング・アセスメント・モニタリング様式例（介護保険施設）　118

⑥ 経腸栄養食品・経腸栄養剤一例　119

① 治療食の概要

食　種		備　考
特別食加算の食種（76円/食）	腎臓食	●心臓疾患・妊娠高血圧症候群等に対して，食塩相当量が6 g/日未満の制限を行う場合は腎臓食に準ずる（妊娠高血圧症候群の減塩食の場合は日本高血圧学会，日本妊娠高血圧学会などの基準に準じる）
	肝臓食	●肝庇護食・肝炎食・肝硬変食・閉鎖性黄疸食（胆石症および胆嚢炎による閉鎖性黄疸を含む）等
	糖尿食	①適正なエネルギー，②適正なバランス，③合併症に合わせた配慮
	胃潰瘍食	●流動食および手術前後の高カロリー食を除く ●十二指腸潰瘍の場合も含む ●侵襲の大きな消化管手術の術後に，胃潰瘍食に準ずる食事を提供した場合 ●クローン病・潰瘍性大腸炎等により腸管の機能が低下している患者に対する低残渣食
	貧血食	●血中ヘモグロビン濃度が10g/dL以下であり，その原因が鉄の欠乏に由来する場合
	膵臓食	①脂質制限，②刺激物の回避，③消化のよいものの選択，④脂溶性ビタミンの補充
	脂質異常症食	●空腹時定常状態におけるLDLコレステロール値が140mg/dL以上，またはHDLコレステロール値が40mg/dL未満，もしくは中性脂肪値が150mg/dL以上の場合 ●高度肥満症（肥満度＋70％以上またはBMI 35以上の場合）は脂質異常症食に準ずる
	痛風食	●肥満，糖および脂質代謝異常，腎臓，心臓，血管合併症に対する予防も考慮する ●プリン体を多く含む食品を避ける
	てんかん食▲	●難治性てんかん（外傷性のものを含む）の患者に対し，グルコースに代わりケトン体を熱量源として供給することを目的に炭水化物量の制限と脂質量の増加が厳格に行われた治療食 ●グルコーストランスポーター1欠損症またはミトコンドリア脳筋症の患者に対する治療食とした場合も含む
	先天性代謝異常食	●フェニールケトン尿症食，楓糖尿症食，ホモシスチン尿症食，ガラクトース血症食
	治療乳	●乳児栄養障害に対する直接調製する治療乳の場合
	無菌食	●無菌治療室管理加算を算定している場合
	特別な場合の検査食	●潜血食 ●大腸X線検査・大腸内視鏡検査のために特に残渣の少ない調理済食品を使用した場合*
非加算食		●単なる流動食および軟食 ●嚥下訓練食，高齢者食（介護食含む），妊婦食 ●高血圧症患者対象の減塩食 ●既製の治療乳を用いる場合および添加含水炭素の選定使用 ●*は外来の場合，非加算である ●口腔・咽頭・食道疾患食 ●食物アレルギー食（小児食物アレルギー患者では栄養情報提供加算あり） ●調乳，離乳食，幼児食

注）経管栄養であっても，特別食加算の対象となる食事として提供される場合は，当該特別食に準じて算定することができる。

資料）厚生労働省：入院時食事療養費に係る食事療養及び入院時生活療養費に係る生活療養の実施上の留意事項について（令和6年3月5日保医発0305第14号）より作成

◀35-117

氏 名 ＿＿＿＿ 平常時体重＿＿＿＿（kg） 標準体重＿＿＿＿（kg）

測定日（平成　年　月　日）	要注意	/	/	/	/	/	/	/	/	/	/
身体計測　身長(cm)											
体重(kg)											
BMI(kg/m²)	<18.5, ≧25										
体重変化率(%)											
AC(cm)											
TSF(mm)											
%TSF	＜90										
AMC(cm)											
%AMC	＜90										
栄養素等必要量　実測 REE(kcal)											
BEE(kcal)											
補正 BEE(kcal)											
たんぱく質　Alb(g/dL)	≦3.5										
TLC(/μL)	≦1,200										
炎症　CRP(mg/dL)											
WBC(/μL)											
貧血　Hb(g/dL)	≦10										
Ht(%)											
MCV(fL)											
腎機能　BUN(mg/dL)	≧25										
Cr(mg/dL)	≧1.2										
Ccr(mL/min)	≦60										
電解質　Na(mEq/L)	≦130										
Cl(mEq)											
K(mEq/L)	≧5										
P(mg/dL)	≧4										
Ca(mg/dL)											
脂質　TC(mg/dL)	≦160										
肝酵素　AST(IU/L)											
ALT(IU/L)											
ChE(IU/L)	≦3,500										
NH₃(μg/dL)	≧80										
血糖　FPG(mg/dL)	≧126										
食前血糖(朝前)											
（昼前）											
（夕前）											
（就寝前）											
HbA1c(%)	≧5.8										
ほか　pH	7.4±0.05										
尿量(mL)											
尿糖											
尿たんぱく	＋										
尿潜血											
ケトン体											
血圧　BP(mmHg)	≧140/90										
総栄養素等摂取量　エネルギー(kcal)											
kcal/kg											
たんぱく質(g)											
g/kg											
NaCl(g)											
カリウム(mg)											
亜鉛(mg)											
鉄(mg)											
水分(in)											
水分(out)											
種類(食事, PPN, TPN, EN)											

・BEE(男性) = 66.47 + (13.75× 体重) + (5.0× 身長) − (6.76× 年齢)　　・BEE(女性) = 655.1 + (9.56× 体重) + (1.85× 身長) − (4.68× 年齢)
・補正 BEE；標準体重から算出した BEE
・AMC = AC − 3.14× TSF/10　　・体重変化率% = (当日体重 − 入院時体重) ÷ 入院時体重 ×100　　・TLC = WBC×LMP ÷ 100

資料）足立香代子：第 3 章 栄養ケアプラン，臨床栄養学Ⅰ，p. 54（2012）第一出版を一部改変

③ 栄養ケア計画基本録（例）

	□内科　□心外科　□整形外科
	□外科　□婦人科　□泌尿器科　□脳外科
	□他科

病室（　　　　）氏名（　　　　　　　　　　　）性（男　女）　主治医（　　　　）
身長（　　cm）IBW（　　kg）BW（　　kg）　　　　　　　　年齢（　　歳）
UBW（　　kg）%IBW（　　%）%UBW（　　%）　　　　　　　　入院（　　年　月　日）
　　　　　　　　　　　　　　　　　　　　　　　　　　　　　退院（　　年　月　日）

主病名・合併疾患：	既往歴：	入院の経緯：

遺伝：
職業：
家族数：
指示食：

日	形態	Ene	Pro	NaCl	補食
/					
/					
/					
/					
/					
/					
/					
/					
/					

好き：

嫌い：

カンファレンス情報：
/

/

/

□　褥瘡発見日：　/　状況（発赤・乾燥・表皮剥離・褥瘡・ポケット有）治療日　/
□　褥瘡観察　：　/　～　/
□　栄養ケア頻度：　週2回・週1回・月2回・必要時・不要
□　ADL　　　：　臥床・車椅子・認知症・要食事介助・嚥下困難
□　入院時水分状況：　脱水・飲食激減・浮腫
□　訪室可否：　MRSA（　/　～　/　）・がん末期・他（　　　　）・不可
□　栄養指導日：
□　手術日と術式：　/　（　　　　　　　　　　　　　　）
□　TPN施行期間：　/　～　/　,　/　～　/　,　/　～　/
□　EN施行期間：　/　～　/　,　/　～　/　,　/　～　/
□　EN施行方法：　経口・鼻腔・胃瘻・空腸瘻
□　化学療法施行期間：　/　～　/　,　/　～　/　,　/　～　/

薬物（投与期間）

種類	/	/	/	/	/	/	/	/	/	/	/
ラシックス											
アルダクトンA											
血糖降下薬											
インスリン											
降圧薬											
脂質異常症治療薬											
高尿酸血症治療薬											
ワルファリンカリウム											
抗生物質											
抗腫瘍薬											

種類	/	/	/	/	/	/	/	/	/	/	/
ラシックス											
アルダクトンA											
血糖降下薬											
インスリン											
降圧薬											
脂質異常症治療薬											
高尿酸血症治療薬											
ワルファリンカリウム											
抗生物質											
抗腫瘍薬											

計画作成日　　．　．

フリガナ

氏名　　　　　　　　殿（男・女）　　　　　病棟

　　　　年　月　日生（　歳）　　　　　担当医師名

入院日：　　　　　　　　　　　　　　　　担当管理栄養士

入院時栄養状態に関するリスク

栄養状態の評価と課題

体重　　kg（測定日　／　）	BMI　　kg/m²	体重減少（□無・□有）
浮腫〔□無・□有（□胸水・□腹水・□下肢）・□不明〕		
Alb 値　　g/dL（測定日　／　） □測定なし	Hb 値　　g/dL（測定日　／　） □測定なし	CRP　　mg/dL（測定日　／　） □測定なし
【GLIM 基準による評価（□非対応）※】判定：□低栄養非該当　□低栄養（□中等度低栄養，□重度低栄養） 表現型（□体重減少　□低栄養　□筋肉量減少） 病因（□食事摂取量減少 / 消化吸収能低下　□疾病負荷 / 炎症）		

※ GLIM 基準による評価を行っている場合は，記載すること。行っていない場合は，非対応にチェックすること。

栄養管理計画

目標

栄養補給法に関する事項

栄養補給方法　□経口・□経腸（□経口・□経鼻・□胃瘻・□腸瘻）・□静脈

栄養補給量 ・エネルギー　　　kcal　　　　・たんぱく質　　　g ・水分　　　　　　mL　　　　　・ 栄養補助食品の使用 □無・□有（　　　　　）	嚥下調整食の必要性 　□なし　□あり（学会コード：　　　） 食事内容 留意事項

栄養食事相談に関する事項			
入院時栄養食事指導の必要性	□なし　□あり（内容　　　　　）	実施予定日：　　月　　日	
栄養食事相談の必要性	□なし　□あり（内容　　　　　）	実施予定日：　　月　　日	
退院時の指導の必要性	□なし　□あり（内容　　　　　）	実施予定日：　　月　　日	
備考			

その他栄養管理上解決すべき課題に関する事項

栄養状態の再評価の時期　　　実施予定日：　　月　　日
退院時および終了時の総合的評価

❺ 栄養・摂食嚥下スクリーニング・アセスメント・モニタリング様式例（施設）

別紙様式4－1　栄養・摂食嚥下スクリーニング・アセスメント・モニタリング　（施設）　（様式例）

フリガナ		性別	□男 □女	生年月日	年　　月　　日生まれ	年齢		歳
氏名		要介護度		病名・特記事項等		記入者名		
						作成年月日	年　　月　　日	
利用者家族の意向						家族構成とキーパーソン（支援者）	本人　－	

（以下は、入所（入院）者個々の状態に応じて作成。）

実施日（記入者名）	年　月　日（　　）	年　月　日（　　）	年　月　日（　　）	年　月　日（　　）
プロセス	スクリーニング	アセスメント	★プルダウン[1]	★プルダウン[1]
低栄養状態のリスクレベル	□低 □中 □高	□低 □中 □高	□低 □中 □高	□低 □中 □高

低栄養状態のリスク（状況）

身長	cm	cm	cm	cm
体重 ／ BMI	kg ／ kg/㎡	kg ／ kg/㎡	kg ／ kg/㎡	kg ／ kg/㎡
3%以上の体重減少率 kg/1ヶ月	□無 □有（ kg/ ヶ月）	□無 □有（ kg/ ヶ月）	□無 □有（ kg/ ヶ月）	□無 □有（ kg/ ヶ月）
3%以上の体重減少率 kg/3ヶ月	□無 □有（ kg/ ヶ月）	□無 □有（ kg/ ヶ月）	□無 □有（ kg/ ヶ月）	□無 □有（ kg/ ヶ月）
3%以上の体重減少率 kg/6ヶ月	□無 □有（ kg/ ヶ月）	□無 □有（ kg/ ヶ月）	□無 □有（ kg/ ヶ月）	□無 □有（ kg/ ヶ月）
血清アルブミン値	□無 □有（ g/㎗）	□無 □有（ g/㎗）	□無 □有（ g/㎗）	□無 □有（ g/㎗）
褥瘡	□無 □有	□無 □有	□無 □有	□無 □有
栄養補給法	□経口のみ □一部経口 □経腸栄養法 □静脈栄養法	□経口のみ □一部経口 □経腸栄養法 □静脈栄養法	□経口のみ □一部経口 □経腸栄養法 □静脈栄養法	□経口のみ □一部経口 □経腸栄養法 □静脈栄養法
その他				

食生活状況等

栄養補給の状態	食事摂取量（割合）	%	%	%	%
	主食の摂取量（割合）	主食 %	主食 %	主食 %	主食 %
	主菜、副菜の摂取量（割合）	主菜 %　副菜 %	主菜 %　副菜 %	主菜 %　副菜 %	主菜 %　副菜 %
	その他（補助食品など）				
摂取栄養量：エネルギー・たんぱく質（現体重当たり）	kcal（ kcal/kg） g（ g/kg）	kcal（ kcal/kg） g（ g/kg）	kcal（ kcal/kg） g（ g/kg）	kcal（ kcal/kg） g（ g/kg）
提供栄養量：エネルギー・たんぱく質（現体重当たり）	kcal（ kcal/kg） g（ g/kg）	kcal（ kcal/kg） g（ g/kg）	kcal（ kcal/kg） g（ g/kg）	kcal（ kcal/kg） g（ g/kg）
必要栄養量：エネルギー・たんぱく質（現体重当たり）	kcal（ kcal/kg） g（ g/kg）	kcal（ kcal/kg） g（ g/kg）	kcal（ kcal/kg） g（ g/kg）	kcal（ kcal/kg） g（ g/kg）
嚥下調整食の必要性	□無 □有	□無 □有	□無 □有	□無 □有
食事の形態（コード）	（コード：★プルダウン[2]　）	（コード：★プルダウン[2]　）	（コード：★プルダウン[2]　）	（コード：★プルダウン[2]　）
とろみ	□薄い □中間 □濃い	□薄い □中間 □濃い	□薄い □中間 □濃い	□薄い □中間 □濃い
食事の留意事項の有無（療養食の指示、食事形態、嗜好、薬剤影響食品、アレルギーなど）	（ ）	（ ）	（ ）	（ ）
本人の意欲	★プルダウン[3]	★プルダウン[3]	★プルダウン[3]	★プルダウン[3]
食欲・食事の満足感	★プルダウン[4]	★プルダウン[4]	★プルダウン[4]	★プルダウン[4]
食事に対する意識	★プルダウン[4]	★プルダウン[4]	★プルダウン[4]	★プルダウン[4]

多職種による栄養ケアの課題（低栄養関連問題）

	口腔関係	□口腔衛生 □摂食・嚥下	□口腔衛生 □摂食・嚥下	□口腔衛生 □摂食・嚥下	□口腔衛生 □摂食・嚥下
	安定した正しい姿勢が自分で取れない	□	□	□	□
	食事に集中することができない	□	□	□	□
	食事中に傾眠や意識混濁がある	□	□	□	□
	歯（義歯）のない状態で食事をしている	□	□	□	□
	食べ物を口腔内に溜め込む	□	□	□	□
	固形の食べ物を咀しゃく中にむせる	□	□	□	□
	食後、頬の内側や口腔内に残渣がある	□	□	□	□
	水分でむせる	□	□	□	□
	食事中、食後に咳をすることがある	□	□	□	□
	その他・気が付いた点				
その他	褥瘡・生活機能関係 消化器官関係 水分関係 代謝関係 感染・発熱関係 心理・精神・認知症関係 医薬品	□褥瘡（再掲）□生活機能低下 □嘔気・嘔吐 □下痢 □便秘 □浮腫 □脱水 □感染 □発熱 □閉じこもり □うつ □認知症 □薬の影響	□褥瘡（再掲）□生活機能低下 □嘔気・嘔吐 □下痢 □便秘 □浮腫 □脱水 □感染 □発熱 □閉じこもり □うつ □認知症 □薬の影響	□褥瘡（再掲）□生活機能低下 □嘔気・嘔吐 □下痢 □便秘 □浮腫 □脱水 □感染 □発熱 □閉じこもり □うつ □認知症 □薬の影響	□褥瘡（再掲）□生活機能低下 □嘔気・嘔吐 □下痢 □便秘 □浮腫 □脱水 □感染 □発熱 □閉じこもり □うつ □認知症 □薬の影響
特記事項		P：栄養診断コード E：原因した（関係した）こと S：根拠となったこと			
総合評価		□改善 □改善傾向 □維持 □改善が認められない	□改善 □改善傾向 □維持 □改善が認められない	□改善 □改善傾向 □維持 □改善が認められない	□改善 □改善傾向 □維持 □改善が認められない
計画変更		□無 □有	□無 □有	□無 □有	□無 □有
GLIM基準による評価※ ※医療機関から情報提供があった場合に記入する		□低栄養非該当 □中等度 □重度	□低栄養非該当 □中等度 □重度	□低栄養非該当 □中等度 □重度	□低栄養非該当 □中等度 □重度

経口維持加算（Ⅰ）又は（Ⅱ）を算定している場合に必須

摂食・嚥下の課題	摂食・嚥下機能検査	□水飲みテスト □頸部聴診法 □嚥下内視鏡検査 □嚥下造影検査 □咀嚼能力・機能の検査 □認知機能に課題あり（検査不可のため食事の観察にて確認） □その他（ ） 実施日： 年 月 日	□水飲みテスト □頸部聴診法 □嚥下内視鏡検査 □嚥下造影検査 □咀嚼能力・機能の検査 □認知機能に課題あり（検査不可のため食事の観察にて確認） □その他（ ） 実施日： 年 月 日	□水飲みテスト □頸部聴診法 □嚥下内視鏡検査 □嚥下造影検査 □咀嚼能力・機能の検査 □認知機能に課題あり（検査不可のため食事の観察にて確認） □その他（ ） 実施日： 年 月 日	□水飲みテスト □頸部聴診法 □嚥下内視鏡検査 □嚥下造影検査 □咀嚼能力・機能の検査 □認知機能に課題あり（検査不可のため食事の観察にて確認） □その他（ ） 実施日： 年 月 日
	検査結果や観察等を通して把握した課題の所在	□認知機能 □咀嚼・口腔機能 □嚥下機能	□認知機能 □咀嚼・口腔機能 □嚥下機能	□認知機能 □咀嚼・口腔機能 □嚥下機能	□認知機能 □咀嚼・口腔機能 □嚥下機能
※食事の観察	参加者	□医師 □歯科医師 □管理栄養士 □栄養士 □歯科衛生士 □言語聴覚士 □作業療法士 □理学療法士 □看護職員 □介護職員 □介護支援専門員 実施日： 年 月 日	□医師 □歯科医師 □管理栄養士 □栄養士 □歯科衛生士 □言語聴覚士 □作業療法士 □理学療法士 □看護職員 □介護職員 □介護支援専門員 実施日： 年 月 日	□医師 □歯科医師 □管理栄養士 □栄養士 □歯科衛生士 □言語聴覚士 □作業療法士 □理学療法士 □看護職員 □介護職員 □介護支援専門員 実施日： 年 月 日	□医師 □歯科医師 □管理栄養士 □栄養士 □歯科衛生士 □言語聴覚士 □作業療法士 □理学療法士 □看護職員 □介護職員 □介護支援専門員 実施日： 年 月 日
※多職種会議	参加者	□医師 □歯科医師 □管理栄養士 □栄養士 □歯科衛生士 □言語聴覚士 □作業療法士 □理学療法士 □看護職員 □介護職員 □介護支援専門員	□医師 □歯科医師 □管理栄養士 □栄養士 □歯科衛生士 □言語聴覚士 □作業療法士 □理学療法士 □看護職員 □介護職員 □介護支援専門員	□医師 □歯科医師 □管理栄養士 □栄養士 □歯科衛生士 □言語聴覚士 □作業療法士 □理学療法士 □看護職員 □介護職員 □介護支援専門員	□医師 □歯科医師 □管理栄養士 □栄養士 □歯科衛生士 □言語聴覚士 □作業療法士 □理学療法士 □看護職員 □介護職員 □介護支援専門員
	①食事の形態・とろみ、補助食の活用	□現状維持 □変更	□現状維持 □変更	□現状維持 □変更	□現状維持 □変更
	②食事の周囲環境	□現状維持 □変更	□現状維持 □変更	□現状維持 □変更	□現状維持 □変更
	③食事の介助の方法	□現状維持 □変更	□現状維持 □変更	□現状維持 □変更	□現状維持 □変更
	④口腔のケアの方法	□現状維持 □変更	□現状維持 □変更	□現状維持 □変更	□現状維持 □変更
	⑤医療又は歯科医療受療の必要性	□現状維持 □変更	□現状維持 □変更	□現状維持 □変更	□現状維持 □変更
	特記事項				

★プルダウン[1]：スクリーニング／アセスメント／モニタリング　★プルダウン[2]：常食および日本摂取嚥下リハビリテーション学会の嚥下調整食コード分類（4, 3, 2-2, 2-1, 1j, 0t, 0j）　★プルダウン[3]：1よい 2まあよい 3ふつう 4あまりよくない 5よくない　★プルダウン[4]：1大いにある 2ややある 3ふつう 4ややない 5全くない

製品名		メイバランスミニ(コーヒー味)	テルミールミニ(バナナ味)	エレンタール
販売会社		（株）明治	ニュートリー（株）	EA ファーマ
形態		液体・栄養調整食品	液体・栄養機能食品	粉末・成分栄養剤
窒素源		たんぱく質	たんぱく質	アミノ酸
原材料		液状デキストリン，乳たんぱく質，食用油脂，砂糖，難消化性デキストリン，コーヒーエキス，食塩，酵母/カゼイン Na，乳化剤，リン酸 K，クエン酸 K，炭酸 Mg　など	デキストリン，植物油，乳たんぱく，砂糖，食塩，酵母，昆布抽出物，V.K2 含有食用油脂/カゼイン Na，香料，乳化剤，セルロース，塩化 K，V.C，pH 調整剤，紅花色素　など	デキストリン，L-アミノ酸，大豆油，ビタミン，ミネラル
重量・容量		125mL	125mL	80g
エネルギー	kcal	200	200	300
たんぱく質	g	7.5	7.3	13.1
脂質	g	5.6	7.5	0.51
糖質	g	29.3	25.4	63.4
ビタミン A	μg	120	142 μ gRE	648 （IU）
D	μg	1.0	0.92	1.3
E	mg	6.0	1.50	3.3
K	μg	4.2	12.5	9
B_1	mg	0.30	0.42	0.19
B_2	mg	0.40	0.33	0.26
ナイアシン	mg	4.9	3.5	2.20
ビタミン B_6	mg	0.60	0.50	0.27
葉酸	μg	60	50	44
ビタミン B_{12}	μg	1.20	1.50	0.7
ビオチン	μg	30.0	10.8	39
パントテン酸	mg	1.2	1.50	1.19
ビタミン C	mg	32	50	7.80
Ca	mg	120	90	157.6
Fe	mg	1.5	1.7	1.8
P	mg	140	90	121.6
Mg	mg	40	20	40
Na	mg	110	100	260
K	mg	120	100	217.6
Cu	mg	0.10	0.20	0.2
I	μg	1.2	58	20
Mn	mg	0.014	0.70	0.3
Se	μg	12	10	—
Zn	mg	2.0	2.4	1.8
Cr	μg	0.98	10	—
Mo	μg	4.2	10	—
S	g	—	(50)	—
Cl	mg	110	150	516.8
食塩相当量	g	0.28	0.25	0.66
水分		94.0g	94.0g	—
1 包装単位		紙パック 125mL	紙パック 125mL（200kcal）	袋・プラスチック容器 80 g（300kcal）
その他		味はストロベリー，バナナ，ヨーグルト，ミルクティー，コーンスープ，ミックスベリー	味はコーヒー，麦茶，コーンスープ	

製品名		ツインライン	エンシュア	ラコール
販売会社		大塚製薬（株）	アボット	大塚製薬（株）
形態		液体・消化態栄養剤	液体・医薬品	液体・半消化態栄養剤
窒素源		ペプチド・アミノ酸	たんぱく質	たんぱく質
原材料		消化態たんぱく質，脂肪，糖質，電解質，微量元素，ビタミン	デキストリン，コーン油，精製白糖，カゼインナトリウム，カゼインナトリウムカルシウム，分離大豆たんぱく，大豆レシチン	マルトデキストリン，乳カゼイン，分離大豆たんぱく質，精製白糖，トリカプリリン，大豆油，しそ油，パーム油
重量・容量		400mL	250mL	200mL
エネルギー	kcal	400	250	200
たんぱく質	g	16.20	8.8	8.76
脂質	g	11.12	8.8	4.46
糖質	g	58.72	炭水化物 34.3	31.24
ビタミンA	μg	4,134	625IU	414IU
D	μg	1.36	50IU	27.2IU
E	mg	2.676	7.5	1.3
K	μg	25.00（K_1）	17.5	12.50（K_1）
B_1	mg	1.023	0.38	0.76
B_2	mg	1.14	0.43	0.49
ナイアシン	mg	9.91	5.0	5.00
ビタミンB_6	mg	—	0.50	0.75
葉酸	μg	100	50	75.00
ビタミンB_{12}	μg	1.26	1.5	0.640
ビオチン	μg	15.4	38	7.72
パントテン酸	mg	3.76	1.25	1.92
ビタミンC	mg	89.8	38	56.2
Ca	mg	176	130	88.0
Fe	mg	2.52	2.25	1.25
P	mg	212	130	88.0
Mg	mg	56	50	38.6
Na	mg	276	200	147.6
K	mg	470	370	276
Cu	mg	0.092	0.25	0.25
I	μg	—	—	—
Mn	mg	0.64	0.50	0.266
Se	μg	4.8	—	—
Zn	mg	3.78	3.75	1.28
Cr	μg	—	—	—
Mo	μg	—	—	—
S	g	—	—	—
Cl	mg	426	340	234
食塩相当量	g	0.70	0.51	0.38
水分		340mL	213mL	170mL
1包装単位		アルミパウチ A，B 液 各 200mL 計 400mL（400kcal）	缶 250mL（250kcal）	パウチ 200mL（200kcal） パウチ 400mL（400kcal）
その他			香りはバニラ，ストロベリー	味はミルク，コーヒー，抹茶，バナナ，コーン

（2024 年 4 月調べ）

索引

●●欧文

AC 42
ADL 1, 84
Alb 45, 47
ALT 46
AMA 42
AMC 42
AMY 46
ASPEN 62
AST 46
BEE 51
BIA 43
BMI 42, 43
BUN 46
BUN/Cr 比 86
Buzby の予後判定指数 47, 55
CC 43
COPD 53, 71
CRBSI 76
Crea 46
CRP 45
DEXA 法 43
DH 47
disability 6
Dx 93
EBM 19
ED 71
EN 57, 61
Ex 94
fat free mass 44
FBS 46
FFM 44
Ganpule の式 51
GER 98
GFJ 99
GLIM 9, 32

handicap 6
Harris-Benedict の式 52
Hb 46
HbA1c 46
HDL-Cho 46
HPN 77
Ht 46
ICF 6
ICT 22
impairments 6
JARD2001 43
KH 42
LBM 44
LDL-Cho 46
lean body mass 44
LIFE 9
MAO 阻害薬 103
MCH 46
MCHC 46
MCV 46
MUST 31, 32
NASH 4
NCP 1, 2
normalization 7
NPC/N 62
NST 22
Nutrition Care Process 1, 2
OTC 薬 97
PEG 57, 68
PN 57
PNI 47, 55
POMR 88, 92
POS 87, 91
PPN 57, 62, 73
QOL 7
RBC 46

RBP 45
REE 48, 88
RTP 45
Rx 93
SGA 31, 32
SJW 99
SOAP 87, 94
SOMR 88
SSF 42
TEE 52
Tf 45
TFN 47
TG 46
TPN 58, 61, 62, 73
TSF 42, 47
TSMS 23
TTR 45
WHO 6

●●あ

握力 44
アグレッシブプロブレム 92
アセスメント 34, 35
　エネルギーの貯蔵状態の――
　43
　体たんぱく質の貯蔵状態の
　―― 44
アドヒアランス 25
歩み寄りの指導 82
アルカローシス 77
アルコール性慢性膵炎 55
安静時エネルギー消費量 48, 88

●●い

胃潰瘍食 114
易消化食 12

一般治療食　63
胃内容排出速度　98
医の倫理　27
医薬品　100
　栄養状態を変化させる――
　101, 102
　悪心・嘔吐を引き起こす――
　101
　食欲に影響を及ぼす――　100
　電解質に影響を及ぼす――
　103
　腹部膨張感を引き起こす――
　101
　味覚に影響を及ぼす――　100
　――の吸収を促進する食品　98
医薬品情報収集　97
医療安全管理　24
医療過誤　24
医療事故　24
医療者の義務　27
医療保険制度　8
胃瘻　57, 68
胃瘻・腸瘻ルート　68
インアクティブプロブレム　92
インフォームド・コンセント
　26, 50

●●う
ウェルニッケ脳症　54

●●え
エイコサノイド　35
栄養アセスメント　31, 47
　――の具体的方法　36
栄養管理
　医療における――　18
　福祉・介護における――　28
栄養管理計画書　117
栄養管理体制　10
　――の基準　11
栄養管理プロセス　1

栄養教育
　傷病者への――　78
　ベッドサイドでの――　83
　要支援者・要介護者への――
　85
栄養教育計画　18
栄養管理記録　90
栄養ケア計画　50
栄養ケア計画基本録　50, 116
栄養ケア計画システム　93
栄養管理の修正　89
栄養ケア・マネジメント　1, 17
栄養ケア・マネジメントシステム　1
栄養サポートチーム　22
　――加算　12, 13
　――の医療効果　23
栄養障害　5
栄養食事指導料　13, 14, 15
栄養・食事療法　59
　――の歴史　59
栄養スクリーニング　31
栄養成分調整食　65
栄養成分別管理　12
栄養・摂食嚥下スクリーニング・
　アセスメント・モニタリング様
　式例　118
栄養投与量　50
　――の再評価　88
栄養パス　20
栄養必要量の設定　49
栄養補給計画　18
栄養補給法　56, 59
　――の再評価　89
　――の選択　56, 61
　――の評価　86
　――の分類　57
　――の歴史　59
NST の医療効果　23
エネルギーコントロール食　12, 65
エネルギー消費量　50
エネルギー・たんぱく質コント

ロール食　12
エネルギーのアセスメント　32
エビデンス　19
嚥下障害　58, 71
嚥下障害患者　89
嚥下調整食　64

●●お
黄疸　39
嘔吐対策　72
悪心・嘔吐　101

●●か
介護保険制度　9
潰瘍性大腸炎　53
外来栄養食事指導料　14, 15
外来患者の評価　87
カウンセリングの手法　82
科学的介護情報システム　9
陰膳法　49
加算対象食　66
家族歴　37
下腿周囲長　43
合併症　76
活動係数　52
カテーテル　61, 69, 75
　――による合併症　72
間歇的投与　69
肝硬変　55
看護記録　90
監査　91, 94
肝疾患　56, 71
患者の権利　26
患者背景　37
間接型（非抱合型）ビリルビン
　39
間接カロリメトリー　48, 50
間接熱量計　48, 50
完全給食制度　10
感染制御チーム　22
甘草　99

乾燥食　66

肝臓食　114

柑皮症　38, 40

管理栄養士・栄養士倫理綱領　19

管理栄養士の役割

　チーム医療における——　24

　福祉・介護における——　28

緩和ケア個別栄養食事管理加算　14

緩和ケア診療加算　16

●●き

既往歴　37

刻み食　64

基準給食制度　10

基礎代謝量　51

基礎データ　91

機能・形態障害　6

教育計画　94

強心配糖体　101

巨赤芽球性貧血　55

居宅療養管理指導　29

菌血症　76

●●く

空腸瘻　57, 69

グリチルリチン　99

クリティカルパス　19, 84

クリニカルパス　19, 84

グレープフルーツジュース　99

クローン病　53, 56

クワシオルコル　55

●●け

経過記録　91, 94

経口移行加算　17

経口維持加算　17

経口栄養法　57, 62

経口摂取の条件　57

経腸栄養剤の種類　69

経腸栄養食品・経腸栄養剤　119

経腸栄養製品による合併症　71

経腸栄養法　57, 67, 72

　——のモニタリングと再評価　72

　——の歴史　60

経腸栄養ポンプ　69

経鼻（ルート）　57, 68

経皮内視鏡的胃瘻造設術　57

血液検査　44

血液生化学検査　45

血漿膠質浸透圧　39

血漿浸透圧　54

血清アルブミン　55

下痢　40

下痢対策　71

肩甲骨下部皮下脂肪厚　42

言語的表現　26

検査食　66, 114

検体検査　45

現病歴　37

●●こ

高カロリー輸液　57, 74

口腔ケア　58

口腔・頸部疾患　71

高血圧　56

高張性脱水　39, 54

行動科学的療法　82

誤嚥性肺炎　72

呼吸器疾患　55

国際生活機能分類　6

国民皆保険制度　8

国立健康・栄養研究所の式　52

個人教育　78

個別栄養食事管理加算　16

コミュニケーションエラー　25

献立作成　67

コンテナ　69

コンプライアンス　26

●●さ

在宅医療　84, 89

在宅患者訪問栄養食事指導（料）　14, 15, 29

在宅患者訪問褥瘡管理指導　13

在宅ケア　28, 84

在宅静脈栄養管理　77

在宅中心静脈栄養法　77

在宅訪問栄養指導　28

再評価　72, 76, 88

細胞外液量　39

細胞性免疫　47

サルコペニア　28, 44

●●し

脂質異常症　46, 54

脂質異常症食　114

脂質コントロール食　12, 66

脂質のアセスメント　35

自助食具・食器　56

自然治癒力　3

持続投与　69

自他覚症状　38

疾患

　——の増悪化と再発の防止　5

　——の治癒促進　5

　——の予防　4

　生活習慣と——　3

疾患別分類（特別治療食）　65

膝高　42

紫斑　38

社会的不利　6

周期的投与　69

集団栄養食事指導料　14, 15

集団教育　81, 82

終末期腎疾患　55

主観的包括的評価　33

主成分別分類（特別治療食）　65

出所志向型診療録　88

守秘義務　27

消化器がん患者・術後患者　71

消化態栄養食（剤）　70

常食　63

傷病者　1, 31

　　──の権利　25

　　──の心理　25

　　──への栄養教育　78

静脈栄養の合併症　75

静脈栄養（法）　57, 73

　　──のモニタリングと再評価　76

　　──の歴史　59

静脈炎　75

上腕筋囲　42

上腕筋面積　42

上腕三頭筋皮下脂肪厚　42

上腕周囲長　42

初回通過効果　98

初期計画　91, 93

食塩制限食　66

職業倫理　19

食事記録　87

食事記録法　48

食事サービス　17

食事指導　58

食事摂取基準　52

食事調査の方法　48

食事の姿勢　58

食事療法　59

褥瘡　38, 56

食堂加算　11

食品選択　67

食物摂取頻度調査法　49

食物－薬物相互作用　98

食欲不振　38, 83

除脂肪組織率　44

除脂肪量　44

叙述的記録　87, 94

処方薬　97

腎疾患　71

腎臓食　114

身体観察　36

身体計測　41, 115

身体構成成分　43

身体障害　58

診断計画　93

身長推定式　42

浸透圧　75

じんましん　38

診療計画　20

診療報酬　8

診療録　79, 88, 90

●●す

膵炎　53, 56

膵臓食　114

水分制限の目安量　54

水分代謝と医薬品の相互作用　103

水分（量）のアセスメント　36, 54

ストレス係数　52

ストレスレベル　88

●●せ

生活習慣と疾患の関係　3

生活習慣病

　　──の治療　4

　　──の予防　4

生活歴　37, 38

生体電気インピーダンス法　43

生体反応調整力　3

静的栄養アセスメント　47

成分栄養剤　71

生命倫理　18, 27

セイヨウオトギリソウ　99

生理機能検査　48

セカンドオピニオン　26

摂取栄養量　49

摂食障害　58

摂食障害入院医療管理加算　12

セルフモニタリング　87

セロファン様皮膚　38

潜血食　66, 114

先天性代謝異常食　114

セントジョーンズ・ワート　99

●●そ

総エネルギー消費量　52

相加作用　96

相互作用　96

相乗作用　96

阻害作用　96

咀嚼・嚥下障害　71

●●た

退院時栄養教育　84

体液性免疫　47, 48

体脂肪率　44

代謝性合併症　72, 76

体重減少率　42, 44, 55

体重推定式　41

体重の変化　38

多職種（と）の連携　18, 23, 58

脱水　39

ダブルバッグ方式　61

短期目標　49

炭水化物のアセスメント　35

短腸症候群　77

胆嚢炎　53

たんぱく質コントロール食　12, 66

たんぱく質のアセスメント　32

●●ち

地域包括ケアシステム　28

チーム医療　22, 24

　　──における管理栄養士の役割　24

チームケア　28

遅延型皮膚過敏反応　48

窒素死　59

中心静脈栄養剤　74

中心静脈栄養（法）　54, 57, 60, 75, 76

注腸食　66

チューブ 69
長期目標 50
腸瘻ルート 68
直接型（抱合型）ビリルビン 39
治療計画 93
治療食 64, 114
治療乳 114

●●つ

痛風食 114
ツルゴール 38

●●て

定額払い方式 8
低出生体重児 4
低張性脱水 39, 54
出来高払い方式 8
鉄欠乏性貧血 56
てんかん食 114

●●と

動機付け 82
透析 55
透析療法 8
等張性脱水 39
動的栄養アセスメント 47
糖尿食 114
糖尿病 46, 55, 71
糖尿病透析予防指導管理料 15, 16
動脈血ガス分析 77
投与ルート 68
トータルセーフティマネジメントシステム 24
特定機能病院 16
特定保健用食品 97
特別食加算 11, 114
特別治療食 65
特別メニュー 12
トリアージ 26

●●な

内臓脂肪型肥満 4, 44
内部環境恒常性 1
内服薬 97
軟食 63

●●に

24時間食事思い出し法 49
2025年問題と2040年問題 9
日常生活動作 1
入院栄養食事指導料 14, 15
入院患者の評価 87
入院基本料 12
入院時栄養管理体制加算 16
入院時食事療養（費） 10
入院時食事療養制度 10
乳酸アシドーシス 74
乳酸リンゲル液 76
尿検査 46

●●の

脳血管障害患者・脳腫瘍術後患者 71
濃厚流動食 12
能力障害 6
ノーマリゼーション 7
ノン・バーバルメッセージ 82

●●は

バイオアベイラビリティ 97
敗血症 76
バイタルサイン 79
バクテリアルトランスロケーション 61
発熱 40
バリアンス 26
ハリス-ベネディクト（Harris-Benedict）の式 52
半消化態栄養食（剤） 70

●●ひ

非言語的表現 26
非固形食 64
ビタミンのアセスメント 35
非たんぱく質カロリー／窒素比 62
皮膚症状 38
肥満
　　──の判定基準 43
ヒヤリハット 25
ヒューマンエラー 24
病院食 63
評価 85
標準体重 42, 45
病態による栄養障害 3
病歴 37
ビリルビン 39
貧血 56
貧血検査 46
貧血食 114

●●ふ

フィードバック 87
腹囲 43, 44
福祉・介護における栄養管理 27
福祉・介護における管理栄養士の役割 28
腹部膨満感 101
浮腫 39
フラノクマリン類 99
フレイル 28
プレバイオティクス 4
ブレンダー食 64
フローシート 94
プロバイオティクス 4

●●へ

平常時体重 42, 45
ベッドサイドでの栄養教育 83
ヘルシンキ宣言 26

便通　58

便秘　40

●●ほ

訪問栄養食事指導　84

ボーラス投与　69

ホメオスタシス　32

●●ま

末梢血液検査　44

末梢静脈栄養　73, 75

末梢静脈栄養剤　75

末梢静脈栄養法　58, 60

マラスムス　35, 55

慢性膵炎　55

慢性閉塞性肺疾患　53

●●み

味覚障害　100

味覚の変化　38

ミキサー食　64

水・電解質コントロール食　12

ミネラル　56

　　──のアセスメント　36

●●む

無菌食　114

●●め

メタボリックシンドローム　4

免疫能検査　47

●●も

毛包角化症　38

モチベーション　82

モニタリング　72, 76, 85

モノアミンオキシダーゼ阻害薬　103

問診　36, 38

問題志向型システム　87, 91

問題志向型診療録　88, 91

問題リスト　92

　　──の作成　92

●●や

薬物

　　食欲に影響を及ぼす──　100

　　電解質に影響を与える──　103

　　──の血中濃度　98

　　──の生体内動態　96

　　──の相互作用　96

薬物動態　96

薬理効果　98

●●ゆ

輸液

　　──の種類　74

●●よ

要介護者　1, 31

　　──への栄養教育　85

要支援者　1, 31

　　──への栄養教育　85

要約　91, 94

ヨード制限食　66

予後判定指数　47, 55

予防重視型システム　9

●●り

リアセスメント　88

リーダーシップ　24

リスクアセスメント　55

リスクマネジメント　24

リスボン宣言　26

利尿剤投与患者　56

リフィーディングシンドローム　52, 77

流動食　64

療養食加算　17

鱗屑　38

臨床検査　44, 115

臨床検査値の利用　82

臨床診査　37

●●ろ

ロコモティブシンドローム　4

MEMO

URL https://daiichi-shuppan.co.jp

上記の弊社ホームページにアクセスしてください。

＊訂正・正誤等の追加情報をご覧いただけます。

＊書籍の内容、お気づきの点、出版案内等に関する
お問い合わせは「ご意見・お問い合わせ」専用フォーム
よりご送信ください。

＊書籍のご注文も承ります。

＊書籍のデザイン、価格等は、予告なく変更される場合
がございます。ご了承ください。

- サクセス管理栄養士・栄養士養成講座 -
臨床栄養学 総論

| 平成23（2011）年 5 月20日 | 初 版 第 1 刷 発 行 |
| 令和 6 （2024）年10月11日 | 第 7 版 第 1 刷 発 行 |

著　者	髙橋 加代子
	齋藤 瑛介
	調所 勝弘
発 行 者	井 上 由 香
発 行 所	第 一 出 版 株 式 会 社
	〒105-0004 東京都港区新橋5-13-5 新橋MCVビル7階
	電話 (03) 5473-3100　　FAX (03) 5473-3166
印刷・製本	広 研 印 刷

※ 著者の了解により検印は省略
定価は表紙に表示してあります。乱丁・落丁本は，お取替えいたします。

© Takahashi,K., Saito,Y., Chosho,K., 2024

ISBN978-4-8041-1480-4　C3347